怀着青少年时期的梦想，步入中医的殿堂。

30年来苦苦思索着：什么是中医？中医是"菩萨"、是"抽水师"、是"泥水匠"、是"熊猫"……

国人期待着中医，民众呼唤着中医！如何回归中医的本原？望闻问切、君臣佐使……

在我们的国粹面临着新的机遇和挑战的今天，作为岐黄学子，我们身在中医，但更重要的是心在中医！

李修东

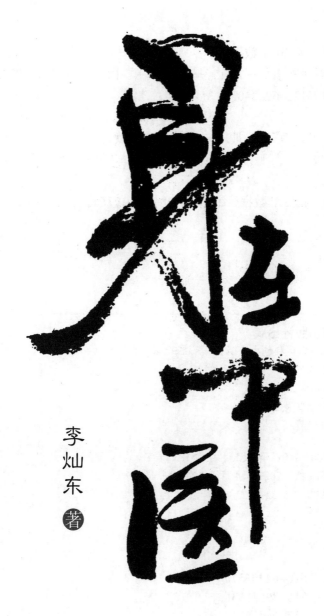

第二版

【走进中医的世界】

2013年1月获中华中医药学会科学技术奖一等奖

2019年12月获教育部科学技术进步奖（科普类）二等奖

李灿东 著

全国百佳图书出版单位

中国中医药出版社

图书在版编目（CIP）数据

身在中医 / 李灿东著 . —2 版 . —北京：中国中医药出版社，2023.4
ISBN 978-7-5132-6022-0

Ⅰ . ①身… Ⅱ . ①李… Ⅲ . ①中医学－普及读物
Ⅳ . ① R2-49

中国版本图书馆 CIP 数据核字（2019）第 291226 号

中国中医药出版社出版

北京经济技术开发区科创十三街 31 号院二区 8 号楼
邮政编码 100176
传真 010-64405721
三河市同力彩印有限公司印刷
各地新华书店经销

开本 710×1000 1/16 印张 13 字数 183 千字
2023 年 4 月第 2 版 2023 年 4 月第 1 次印刷
书号 ISBN 978-7-5132-6022-0

定价 49.00 元
网址 www.cptcm.com

服 务 热 线 010-64405510
购 书 热 线 010-89535836
维 权 打 假 010-64405753

微信服务号 zgzyycbs
微商城网址 https://kdt.im/LIdUGr
官 方 微 博 http://e.weibo.com/cptcm
天猫旗舰店网址 https://zgzyycbs.tmall.com

序

中医药是我国优秀文化的瑰宝，千百年来为中华民族的繁衍昌盛作出了杰出贡献。在长期的发展实践中，中医药充分汲取了中国传统文化的核心理念，特别是运用整体观和系统论作为指导中医药认识健康、辨证论治、预防保健"治未病"的基本理念和思维方式，其整体观、系统论及辨证施治等理念和思维方式，充分显示了中医药所具有的超前性和有效性。因此，它不仅是一门医学科学，同时也蕴含着丰富的人文科学和哲学思想，是我国文化软实力的重要体现。

中医药作为我国独具特色的卫生资源，与西医药共同担负着维护和增进人民健康的重要使命，是中国特色医药卫生事业不可或缺的重要组成部分；中医药作为我国原创的医药科学，是我国具有自主创新潜力的领域；中医药作为有效防治疾病的手段，其对疾病的认知方法和治疗理念顺应了当今健康观念的深刻变化和医学模式的深刻变革，顺应了21世纪医学发展的新趋势，展示出了强大的生命力，具有广阔的发展前景。

新中国成立特别是改革开放以来，党和人民政府高度重视和支持中医药事业的发展，取得了举世瞩目的成就。党的十七大报告中明确指出要坚持"中西医并重""扶持中医药和民族医药事业发展"；2009年4月国务院颁布了《国务院关于扶持和促进中医药事业发展的若干意见》，为中医药事业的发展指明了方向，中医药事业正面临着前所未有的发展战略机遇。

我们必须认真贯彻落实中央指示精神，贯彻落实科学发展观，努力推动中医药医疗、保健、科研、教育、产业、文化"六位一体"全面协调发展。同时，还要在发展中解决中医药工作中存在的继承创新发展的体制机制不健全、法律法规不完善、人才队伍不适应、基层服务不到位、特色优势不突出、继承不足、创新不够等问题。只有大力推进继承和创新，才能履行好中医医疗卫生公共服务的职责，才能不断满足人民群众日益增长的多层次、多样化的中医医疗保健服务的需求，才能不断开创中医药工作的新局面。

进一步发挥中医药的特色和优势，推进中医药事业继承和创新，很重要的一点，就是要加大中医药文化和科学知识宣传普及的力度，只有让人们真正了解中医，才能更好地发展中医，只有中医药事业得到发展，才能造福更多的民众，使广大人民群众相信中医，热爱中医。因此，我们需要一大批既热爱中医、熟悉中医又热心中医科普工作的中医药工作者投身于中医药文化科普宣传工作中，为人民群众提供更多更好的中医药科普知识。

李灿东同志是我国培养的新一代中医，他热爱中医，钻研中医，思考中医。他身在中医，更是心在中医。他总结30年的中医情怀和思索感悟，著成了《身在中医》一书，该书围绕"什么是中医"，从十个方面阐述了他个人对中医的认识理解，其文笔流畅新颖，内容通俗易懂，相信对于帮助人们了解中医进而喜欢中医将起到有益的帮助。我希望有更多的中医药工作者能像李灿东同志这样，将自己的亲身经历和思考总结奉献给广大读者，让更多的人了解和喜欢中医、相信和享受中医。这是我的期待，也是我写此序的目的。

王国强

2009年12月6日

再版前言

《身在中医》是我2009年的作品，记得当时的写作背景是时任福建中医药大学党委书记罗萤同志推荐我给福建省政协"读书班"的领导们讲一讲"什么是中医"。大道至简，考虑许久，我决定用"中医是菩萨""中医是风水师""中医是泥水匠""中医是瓜农""中医是将军"等10个比喻，以通俗易懂的语言对中医的道法术进行一个大致的描述。然而，由于台风的缘故，那一期的"读书班"推迟了。此后，应中国中医药出版社"知名作家校园行"活动的邀请，我在山东中医药大学等几所院校作了几场报告，受到师生们的热烈欢迎，于是出版社的领导建议我将讲稿编撰成书，正式出版。本书的出版得到了时任卫生部副部长、国家中医药管理局局长王国强同志的亲切关怀，亲笔为本书作序。

钱学森先生说"人是一个开放的复杂巨系统"，中医药学根植于中华优秀传统文化，其系统观和整体观体现了中医药的思维特点，几千年来为中华民族的繁衍昌盛作出了巨大的贡献，也为未来健康医学的发展指明了方向。2003年在抗击"非典"斗争中，中医药发挥了重要作用，特别是在这次突如其来的新型冠状病毒肺炎（简称新型肺炎）疫情防控中，中医药的有效性和安全性再次得到了实践的检验，虽然时过境迁，但中医药学这种天人合一、辨证论治的整体观念始终绽放着我们祖先智慧的光芒，这也正是《身在中医》希望表达的思想内涵。

《身在中医》出版发行以来，得到了广大中医学子和中医药爱好者的喜爱，也曾作为新生入学教育的第一课走进了10余所中医药院校，先后获得了中华中医药学会科学技术奖·学术著作奖一等奖、教育部科学技术进步奖（科普类）二等奖。更令我感动的是，有些读者竟是手不释卷，通宵读完，故虽经几次重印，依然一册难求。为此，出版社责编老师与作者商量，计划再版，也希望能借此机会，结合这十几年中医药创新发展的内容对本书进行修订和补充！思前想后，总觉得难以下笔，这并不是因为"文章总是自己的好"，而是因为在一本薄薄的小册子上作大幅的改写的确不是一件容易的事！所以，我还是把本书的原稿保留下来，如果有新的感悟和体会就一起期待《心在中医》吧！

衷心感谢身在中医的朋友们！衷心感谢心在中医的朋友们！衷心感谢爱在中医的朋友们！

李灿东

2022年11月22日

中医学是中华民族伟大的文化瑰宝。在西方医学传入中国以前，我们的祖先与疾病作斗争靠的就是中医中药，包括防病祛病、益寿延年，因此，中医学凝结着我国古代劳动人民的心血和智慧。

作为炎黄子孙，我们深知中医学把我们的生命和民族传统文化紧紧联系在一起。然而，在21世纪科学技术高度发达的今天，可能有很多人对于这门曾经伴随我们民族繁衍生息的传统医学已经越来越陌生了。因此，如何回归中医学本原，再一次摆在我们面前。

中医学强调整体观念和辨证施治，这是一种世界观，也是方法论。既然讲辨证，我们就应该客观地、一分为二地对待中医的过去、现在和未来。尽管在现代的有些人看来，中医学有几分神秘色彩，但是，中医不是万能的，更不是像有的人所说的那样已经过时了。正因如此，我希望告诉大家的不是中医的传奇故事，而希望展现给大家的是每个人都能感受得到的身边的中医。我也不希望向大家描述的是一个十全十美的中医，因为中医本来就不是那么回事。

我们不赞成因为西医进步而把中医说得一无是处，但也不赞成为了说明中医学的长处而否定西医学的伟大成就和在人类健康事业中所起的重要作用。在人们对健康要求越来越高的今天，只有真正发挥中医中药的特色和优势，中医才是实在的、可爱的。这也是我写这本书的初衷。

我深深地明白"山外有山、天外有天"的道理，所以，我并不想把自己的观点强加给任何人。如果有什么不妥之处，是因为我自己还没学好，还有待于今后继续努力！

衷心感谢卫生部副部长、国家中医药管理局局长王国强同志的关怀和鼓励，在百忙之中拨冗为本书作序！衷心感谢中国中医药科技交流中心顾问毖中华先生的指导和帮助！衷心感谢福建中医学院党委书记罗莹同志为本书题写书名！衷心感谢中国中医药出版社的领导和同志们的支持和帮助！衷心感谢福建中医学院的老师同学们的支持和帮助！

李灿东

2009年12月8日

Contents
目 录

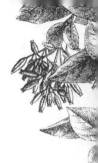

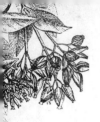

三、用药如兵

四、司外揣内

五、殊途同归

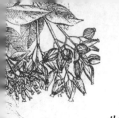

引言

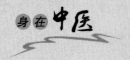

初闻中医

> 从递交"入学志愿表"的那一刻起，我就一直在想着同一个问题，究竟什么是中医？

1978年3月的全国科学大会上，郭沫若先生的一篇"科学的春天"唤起了多少青少年成为科学家的梦想。在那个拨乱反正的年代，突然间吹来了这么一股科学的春风，许多年轻人一下子热血沸腾起来。从那个时候起，我也梦想着有一天能和宁柏、谢彦波一样进入"科大少年班"，最终成为"科学家"……可命运和我开了个玩笑，1979年的那个秋天，我走进了福建中医学院，从此开始了我的漫漫中医之路。

从递交"入学志愿表"的那一刻起，我就一直在想着同一个问题，究竟什么是中医？据父亲说，我家几代人中没有人当过医生。由于缺少起码的感性认识，心中的疑问就愈发强烈！为此，我还特地请教了我们当地的一位医生，他的回答至今依然让我记忆犹新。他说："用草根树皮治病的就是中医，用药片或打针治病的就是西医。"于是"草根树皮"便成为我对中医最早的认识。30余年的学医、从医生涯，却不得不让我一次又一次地反复思考这个最初的疑问。

草根树皮就是中医吗

在很多人眼里，只要沾上"丹参""板蓝根"或"血瘀"等名词就算是中医，在所做的研究和论文中时时散发出"草根树皮就是中医"的气味。

什么是中医？我之所以这么强烈地想知道中医是什么，不仅是因为自己成了一名中医，更多的是当我站在讲台上，面对着充满求知欲望的中医学子时，我竟然不知道什么是中医？难免有一种误人子弟的感觉！遗憾的是，每次当我似乎明白的时候，又被周围的一切一次又一次地带进了困惑的旋涡之中……

只要用草根树皮治病就是中医吗？我向很多中医师或中医教师请教过同样的问题，虽然他们中大部分人的回答都是否定的，但是，无论是临床、教学还是科研，在他们中间大多数人的眼里似乎只要沾上"丹参""板蓝根"或"血瘀"等名词就算是中医了，所做的研究和论文中时时散发出"草根树皮就是中医"的气味。

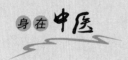

阳痿患者的尴尬

> 阳痿患者到中医肾病科就诊，却被请到男科，这不禁让人想到，中医的分科是不是有问题？

中医的"脏腑"不能等同于西医的器官，记得从步入中医学院的那刻起，老师就这样教导我们。也就是说，中医所说的心不等于西医说的心，中医所说的脾、胆不等于西医说的脾、胆等。尽管这一观点对于中医学院的每个学生来说都是耳熟能详的，但是，在有些人看来却是很荒唐的，因为把人体打开来，心就是一个，难道还能跑出第二个"心"来？这么一问，许多人便对中医理论的核心——"藏象"产生怀疑了！于是，无论是临床还是科研，都会自觉或不自觉地把脏腑往西医的器官上靠，似乎只有这样，中医才是"科学的""客观的"，才能和世界医学接轨！

半年前的一个晚上，突然接到老K的电话，感到很亲切。老K是我大学同学，毕业后不久便去了美国。久疏音讯，未及寒暄几句，对方就开玩笑地问道："你们现在《中基》（《中医基础理论》教材）的脏腑理论是不是改了？"我顿时被问得莫名其妙。老K接着说："我小弟在国内患了阳痿和不育症，问我怎么办？我让他看中医，他问我看中医什么科？我说看中医肾病专科，结果一到那里，专家说：'我这里是看肾炎的，阳痿要看男科！'搞得我弟弟无所适从。我看中医就是被你们搞乱的！"说罢哈哈大笑……拿着电话我再次陷入了沉思，是啊！现在中医院有脾胃科、心血管科、肾病科、脑病科……"肾阳虚"该看肾病科还是男科呢？这种分科的方法还是中医吗？怪不得老K觉得有点晕！！难道是他没有"与时俱进"？

一位同学在医院当院长，他告诉我，现在中医院把消化科改为脾胃专科，糖尿病专科改为消渴专科，心血管专科改为心病专科，神经内科改为脑病科，目的是为了保持和发挥中医药特色。我告诉他，如果内涵没改，只是换了牌子，那是一种自欺欺人的做法。这和京剧院里上演的是《基督山伯爵》，而英国的王公大臣却按品阶穿着顶戴花翎有什么两样？难道这就算弘扬中华传统文化？或者，把西餐厅里的意大利通心粉称作拉面，把面包称作窝窝头，麦当劳就成了西北风味小吃？我有时候确实很纳闷：我们的医院里有这么多的"智者"，难道连这么简单的道理都不懂吗？

我现在无法考证，当年西方医学传入中国的时候，为什么把"spleen"翻译成"脾"，但是，如果当时的译者明白"脾为后天之本"这个基本道理，恐怕就不会是这种译法了。值得庆幸的是，当年把"lymphatic system"译为"淋巴系统"而没有译成"三焦"或"三焦系统"，否则今天岂不又多了一个"冤假错案"！理论不同，看待人体和疾病的角度自然也不相同。《黄帝内经》说"五脏六腑皆令人咳，非独肺也"，意思是咳嗽不仅仅是肺出现了问题，与五脏六腑都有关系。如果也按现在分科的做法，咳嗽应当看什么科呢？难怪一般的民众到了中医院也不知道这里与西医医院有什么区别？久而久之，估计连中医师也想不起来，究竟一个完整的人和一个被解剖得支离破碎的"生物体"有什么两样？

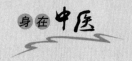

救命的人参

如果乔峰到长白山见到的是一大片规范种植的人参，
他会相信这可以救命吗？

不管是在古典名著还是武侠小说中常常可以看到一些中医的影子。有时候从名著或小说看中医，似乎也能够给我们一些启迪。大家可能看过金庸的小说《天龙八部》，乔峰误伤阿紫几乎将其送进鬼门关，只好历经千辛万苦寻得长白山的千年人参，才使阿紫获救。类似的故事在武侠小说中经常见到，不管是内伤还是中毒，用的都是千年的人参或灵芝，而且都采自深山老林之中。其中的原因不仅是稀罕，更重要的是它们采撷日月之精华。乔峰这种"舍近求远"的做法如果按现在中药规范种植的要求来看，恐怕永远也无法让人理解！我们不妨想象一下，如果乔峰到长白山见到的是一大片规范种植的人参，他会相信这可以救命吗？如果阿紫听说这人参还没来得及检验是否有毒，她敢吃吗？于是，我们在赞叹的同时，想起的竟是乔峰的鲁莽，同时更佩服阿紫的勇气和胆量。抛开传奇和小说，农家传统种植的时令蔬菜比大棚里种植的反季节蔬菜好吃，家养的土鸡比养鸡场的鸡值钱，这好像是不需要讨论的问题！

究竟什么是中医？

从不明白到似乎明白，从似乎明白又回到不明白，30多年始终思考着同一问题——究竟什么是中医？

7月总是令人期待的季节，每当看到同学们兴高采烈地把学位帽抛向天空的时候，我的心情是很复杂的：为何每年抛向天空的学位帽越来越多，可"国医堂"门口排队挂号的队伍却越来越长……

这么多年来，时而在熙熙攘攘的街头，时而又在书声琅琅的校园，时而在夜深人静的时候，时而又在旭日初升的清晨……带着这么多的困惑，从不明白到似乎明白，从似乎明白又回到不明白……30多年的思考，却始终离不开同样的问题——究竟什么是中医？

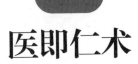

医即仁术

　　中国人把医学称为"医道"，"道"是中国古代哲学的重要范畴，用以说明世界的本原、本体、规律或原理，同时"道"也是思想和伦理。德是中医最重要的思想基础和最突出的伦理学特征之一，历代医家对德的要求很高，除了医德、师德之外，还包括学德和患德，共同构成了中医学的道德体系。

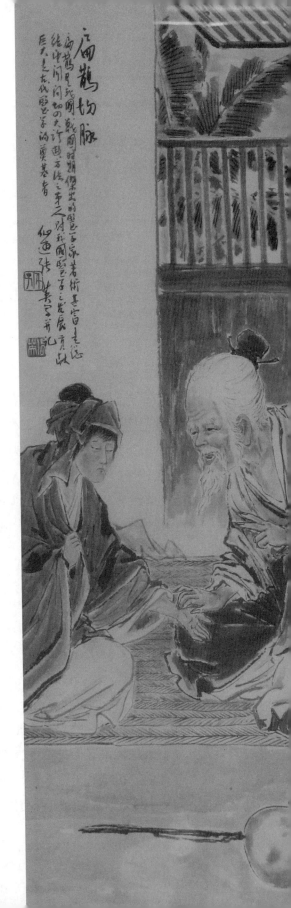

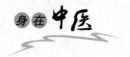

救人比治病更重要

中医的医德观认为，治病是手段，救人才是目的。所以，当面对着需要帮助的"社会的人"，首先要回答的是先救命还是先治病？

为医者，首先要立德。由于受到儒家学术思想的影响，中医的医德把"以人为本、尊重生命"作为基本出发点，形成以"仁学精神"为基本内涵和特征的医德观。把医学定位为"仁术"，把医生良好的德行称为"仁心"，把医德好的医生称为"仁人"。只有"心存仁义之心"的"仁爱之人"，才能将医学真正变成济世活人的"仁术"。

从传说中的"伏羲制九针""神农尝百草"开始，中国历代名医在医德方面就有许多脍炙人口的佳话。三国时期，福建有一名医叫董奉，与当时的张仲景、华佗齐名，被后人并称为"建安三神医"。在诸多关于董奉传奇般的事迹中，最具影响的是他在庐山行医济世的故事。据《神仙传》卷十记载：董奉曾长期隐居在江西庐山南麓，热忱为山民诊病疗疾。他在行医时从不索取酬金，每当治好一个重病患者时，就让病家在山坡上栽五棵杏树；轻病治愈者，只需栽一棵杏树，所以四面八方慕名前来求治的病人不计其数。几年之后，庐山一带的杏林多达十万株之多。杏子成熟后，董奉又将杏子换成粮食用来接济贫苦百姓和南来北往的饥民，一年之中救助的百姓多达两万余人。后来还传说有老虎镇守杏林，以防不肖之徒偷杏子，故又有"虎守杏林"之说。正是由于董奉在行医济世过程中展示了他为医者的高尚品德，方赢得了百姓的敬仰。董奉羽化后，庐山一带的百姓便在杏林中设"杏坛""真人坛""报仙坛"以祭祀这位仁慈的医生。后来董奉家乡的人们把当地的一座山命名为"董奉山"。从此"杏林"一词便渐渐成为医家的专用名词，后人用"杏林春暖""誉满杏林"来赞美像董奉一样具有高尚医德的苍生大医。

唐代医家孙思邈，被后人尊为"药王"。在其所著《备急千金要方》卷一《序例·大医精诚第二》中写道，"凡大医治病，必当安神定志，无欲无求，先发大慈恻隐之心，誓愿普救含灵之苦。若有疾厄来求救者，不得问其贵贱贫富，长幼妍媸，怨亲善友，华夷愚智，普同一等，皆如至亲之想。亦不得瞻前顾后，自虑吉凶，护惜身命，见彼苦恼，若己有之，深心凄怆。勿避险巇，昼夜寒暑，饥渴疲劳，一心赴救，无作功夫行迹之心，如此可为苍生大医，反此则是含灵巨贼"，"医人不得恃己所长，专心经略财物，但作救苦之心，于冥运道中，自感多福者耳。又不得以彼富贵，处以珍贵之药，令彼难求，自炫功能，谅非忠恕之道"。他开宗明义地指出医生除了高超的医术，还要有高尚的医德。认为："人命至重，有贵千金，一方济之，德逾于此。"所以把这部著作，命名为《备急千金要方》。

明代著名医家陈实功是《外科正宗》的作者，他对为医之道提出"五戒十要"，堪称后世楷模。1978年，美国出版的《生命伦理百科全书》将《医家五戒十要》列为世界古典医德文献之一，与《希波克拉底誓言》和《迈蒙尼提斯祷文》并列。陈实功指出："再遇贫难者，当量力微赠，方为仁术，不然有药而无伙食者，命亦难保也。"

"救人比治病更重要"，是中医基本价值观之一，它不仅是中医医德最突出的特征，也是作为一个医生每天都要面对的问题。如何理解"治病救人"这一天职呢？中医的医德观认为，治病是手段，救人才是目的。所以，当面对着需要帮助的"社会的人"，首先要回答的是先救命还是先治病？先帮助患者

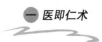

东汉名医董奉像

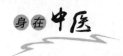
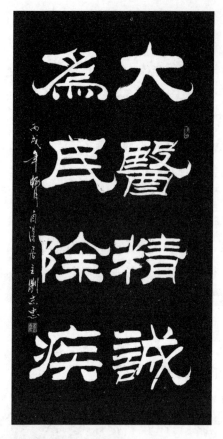

还是先考虑自己的安危？先为自己谋取钱财还是先帮助患者解决生活困难？如果为了治病，而用尽了患者和家人维持生活的物质基础，以至于病家倾家荡产甚至离婚、自杀，这样的"治病"是没有意义的。这个问题说起来很容易，做起来却很困难。我经常给周围的人讲这一道理，但却不时有朋友反问我："如果都像你这么说，医院还能办得下去吗？"我不知道该如何回答，也不知道自己错在哪儿？因为，这就是中医！古人就是这么教的，也是这么做的！

10年前，医疗保障制度还不完善，经济也没有现在这么发达，对于大多数低收入的家庭来说，每天5~6元的药费已经直接影响他们的生活，而由此造成的精神负担对疾病的治疗显然是不利的。曾经有一位患者对我说，他因患有高血压需要长期服药，前些天，医生给他开了一种抗高血压药，很方便，每天只服一颗，但需要5~6元。每天当他拿起等同于全家人一天伙食费的那颗药片的时候，心就怦怦直跳，因此，虽然买了药回家，但尽量省着吃，只要不觉得特别难受，能不吃就不吃，因为省下的钱就够全家人一天的伙食。即使药物过期、坏了，他也舍不得轻易扔掉，一直到把过期的药吃完，因为扔掉一盒就是几十元甚至上百元钱！

许多年前，有一位七十多岁的患者，他曾经是某一县城的退休职工。问诊时我与他交流，无意中发现他的经济条件不好。他说每月的退休金384元，他和老伴两人平时节省一点还可以维持生活，可是，一旦生病，生活就没有着落，所以有病尽量不去看。出于好心，我随口对他说："老伯，你以后看病就不用挂号了。"没想到老人感激地说："李医生，你是好人！两块五我

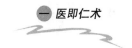

可以买3斤橘子！（当时挂号费是2.5元）"听了他的话，我感到很难过，这2.5元对医生来说也许算不上什么，但对生活有困难的人，2.5元就是挺大的数字！老人恳求我每次开药都开10帖，他自己到药材市场按批发价去买，然后自己逐一分开，这样可以省一点钱，比如茯苓买150克，再每包分15克，我只好满足他的要求。打从那以后，每年春节后我上班的第一天，他都在"国医堂"门口等我，对我说一句："李医生，新年好！"我觉得这对于一个医生来说就是最高的奖赏。几年后，他得了一场重病，临终前一定要让儿子用藤椅抬着他来看我一眼。他说："我知道，李医生可能救不了我，但让他看一眼，我走了才放心、才甘愿！"

这件事给我的印象太深了。从此，我每到一个班级上课都会要求同学们记住这么一句话："如果你挽救了他的生命，而夺去他维持生命的源泉，那还有什么意义呢？"有许多同学对我说："老师，您的这句话将影响我们的一生！"

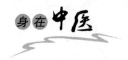

"治病"的代价

为了这场手术支付出八十几万元的医药费，换来的是不到一个月毫无质量的生命……我不敢随便猜测他如果不做手术还能活多久，但至少他原来还能走、还能吃、还能和家人说话！我再次怀疑：这样的治疗是否有意义！

有一个同乡找我，说是体检时发现患了肺癌，已经是晚期了，胸膜粘连且有广泛淋巴结转移，我建议他保守治疗。他家里人问我："中医能治肺癌吗？"我回答他："如果要杀死癌细胞，中药肯定不如化疗药。"他又问我："那为什么那么多癌症病人吃中药？"我告诉他："中药可以调整机体平衡，可以延长生命，提高生活质量。"他同意了。但是，几天之后，我突然收到一张会诊单。到了医院一看才知道会诊的病人竟然就是我那位同乡，他已经做了手术，遗憾的是人已奄奄一息，因为气管切开，只能微微张嘴。我问他的家属："为什么又选择手术？"他说："因为医生说要手术！如果做手术可能还有万分之一的希望，不做手术绝对没有希望。"对于一个医生来说这也许只是常规，但是这句话对病人和家属意味这什么，可想而知！由于癌细胞已经扩散到周围的胸膜和心包膜，所以特地从省外请了专家，在专家指导下将大部分的肺叶、粘连的胸膜和心包膜切除，现在只能靠呼吸机维持生命。据说"切除得很干净"。为了这场手术，患者支付了八十几万元的医药费，换来的是不到一个月毫无质量的生命……我不敢随便猜测他如果不做手术还能活多久，但至少他原来还能走、还能吃、还能和家人说话！可现在呢？我确实回天无术，然而愧疚之余，我再次怀疑：这样的治疗是否有意

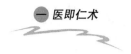

义!

无独有偶，那天翻了一下《海峡都市报》，一个报道映入我的眼帘，"福州一妇女不堪医药费负担跳江，丈夫随同跌入闽江的滔滔洪流中。跳江者的儿子说，母亲得了妇科病，花了2000多元（确认数字）的医药费，却始终没能治好，她不想给家里增添负担，才选择了跳江"。另一则报道："上周福州市鼓楼区一老太太，因身患多种疾病，且无依无靠，三次跳安泰河自杀，前两次均被过路人救起，这第三次终于了结人生走了。"在医疗技术高度发达的今天，我们不得不回过头来想一想，沉重的医疗费用负担对一个普通老百姓意味着什么？俗话说："病急乱投医。"面对着疾病，作为患者或家属也许缺少那份应有的理性，但是，作为一名医生（无论是西医还是中医），务必记住的是，治病是为了救人，人没有了，治病就失去了意义，医学也就失去了存在的价值。

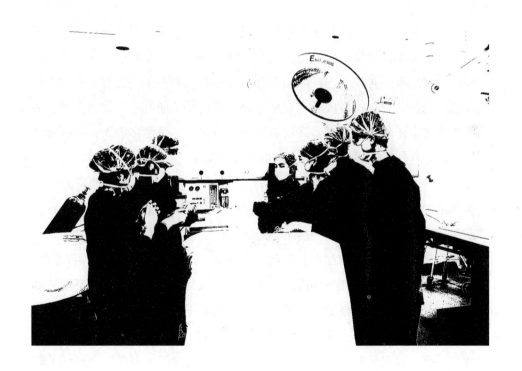

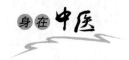

缘份中医

救了凤凰卫视女主播的"王牌"——安宫牛黄丸退了她父亲的高热，也使她更加坚信中医药的神奇力量！

自从有幸考入中医学院，我的老师常说："你们这辈子能学中医真是三生有幸！"刚开始并不觉得什么，慢慢品来，却真为自己是一名中医，感到特别庆幸！

刚入学的时候，学校给每一位同学发了一件白大褂，手捧着它，大家都觉得无比的神圣。从第一次穿上白大褂的那一刻起，我就经常偷偷地对着镜子乐，心里总有一种说不出的激动和自豪：作为一名医生，能解人一时之病痛是何等高尚，更何况救人一命！多年来，无论是亲朋好友、父老乡亲、师长学生或者素不相识的患者，我都尽自己绵薄之力，虽然多投入了一些时间和精力，但我总热衷于此，也从中得到了许多满足。

2008年夏季的一个中午，天气酷热。看完最后一个病人后回家，走在树荫浓密的小路上，突然耳畔传来一阵轻轻的话语，我情不自禁回头一看，"谢谢您！老师，我父亲的烧退了，您救了他的命，也救了我们全家"。一个胆怯而又坚强的小女孩站在我身后。望着她，10天前那一张焦急而带着几分童真的脸又一次浮现在我的眼前。她父亲因颅脑外伤手术后昏迷不醒又高热不退，医院用尽各种办法都毫不见效。亲人的不幸和昂贵的医药费给她的家庭带来沉重的打击，也带给了她本不属于这个年龄孩子所应有的恐惧，所以她显得有些紧张地对我说："老师，您能为我父亲开个方吗？"仔细了解病情后，我轻声问道："你会辨证吗？""会！"小女孩坚定地回答。"是寒证还是热证？""热证。""是脱证还是闭证？""闭证。"于是，我给她开了方并让她买一颗同仁堂的安宫牛黄丸通过鼻饲管给患者服下，高热不退的问题就这么解决了，她父亲的神志也渐渐清醒。我再次想起香港凤凰卫视女主播刘海若，因车祸受伤被诊断为"脑死亡"后，起死回生的"王牌"不就是安宫牛黄丸吗？现在她能下地、能行走……"老师！没想到中药这么管用！"女孩的话打断了我思绪，我心里感到一丝的宽慰。"小同学，我也谢谢你这么信任我，信任中医！"望着女孩激动而又有几分自信的眼睛，我仿佛看到一个瘦小的身影正沿着坎坷的杏林大道坚定地往前走。古往今来，有多少名医都是在自己或家人身患重病受惠于中医之后，走上学医之路的。我在想："她将来一定会成为一个好医生！"

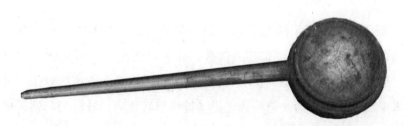

点眼器：古时候一种方便药水滴入眼中或冲洗眼睛的辅助器具，滴眼器体上下方向开有通孔，器体上端固定连接有眼药水瓶定位管，眼药水瓶定位管与滴眼器体部相通，为一整体。

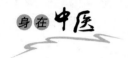

"师带徒"的另一层含义

> "张良拜师"之所以成为千古佳话，是因为张良对老师的那种虔诚和求学的态度。为黄石老人捡鞋、穿鞋、捡鞋、穿鞋，本是如此简单的动作，但大多数人却不愿为之，这就是张良的可贵之处。中医的"师带徒"过程，也是老师对徒弟品德考察的过程。

中医学对学医者素质的要求很高，品德是素质的重要组成部分。《素问·金匮真言论》指出"非其人勿教，非其真勿授"，否则就会"泄露天机"，这是古人对"学德"要求的一种体现。"立业先立德"对于一个学医的人来说是至关重要的。倘若我们把学德修养转化为一种行为习惯，机会就在自己手中。用现代人讲的一句话就是，机会总是垂青于有准备的人。"张良拜师"之所以成为千古佳话，绝不是因为张良的天资聪明，而是因为张良对老师的那种虔诚和求知的态度。如果说张良的成功是因为路过邳邑遇到黄石老人，并授得《太公兵法》的话，那么他的这次巧遇便是他日后成功的基础。但是，如果仔细想一想，便不难发现：为黄石老人捡鞋、穿鞋、捡鞋、穿鞋，如此简单的动作，相信大部分的人都能做到，但大多数人却不愿为之，这就是张良的可贵之处。历代这样的例子很多，"程门立雪"说的是宋代学者杨时和游酢拜师求教的故事，也是继"张良拜师"之后体现"学德"的一段佳话。

在中医院校创办之前，学中医主要是采取"师带徒"的模式，拜师学艺，一开始必须从学徒做起，先是扫地、打水，到药材的加工炮制，站柜

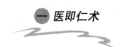

台，然后才能跟师临证。俗话说"路遥知马力"，这个过程一方面是锻炼基本功，另一方面则是师父对徒弟品德的考察。这一点与学武者有相似之处，古时候学武也往往是从身体素质、基本功锻炼开始，如挑水、劈柴、扎马步、站桩等，达到一定程度后，师父才开始传授武功。这可能是中国传统文化对"学德"特有的考核方式。

司马迁在《史记·扁鹊仓公列传》中介绍了扁鹊和淳于意学医的故事。扁鹊是上古时期的名医，传说他年轻时当旅馆主管时，遇见住客长桑君，扁鹊觉得他很不平凡，所以一直很恭敬地对待他。长桑君也知道扁鹊不是一般人，有心把绝技传授给他，于是出入旅馆考察了十余年，最终才把秘方传给他。淳于意是汉代名医，首创"诊籍"，是世界上最早记录病历的人，他年轻时就喜欢医术，但所学的方药临床应用多不灵验，后来他求教于公乘阳庆。公乘阳庆认为他过去所学的不正确，让他完全抛开，才"悉以禁方予之"，淳于意听从他的话而后成为名医。从《史记》这段记载来看，拜师并不是很容易的事，除了像扁鹊那样真诚地尊师重道外，有时还要像淳于意一样虚怀若谷，勇敢地否定自己，才是求学的正确心态。虽然这些只是传说，但中医学对"学德"考察的做法一直延续了几千年，这一点现代人不一定能理解。不说每天先到一步替老师打水、扫地，就是上课、上班迟到也是面无愧色，所以，就现代教育模式下的中医人才培养，要做到量德施教、因材施教是很困难的，难怪有些老师感叹自己满腹经纶竟然后继无人。

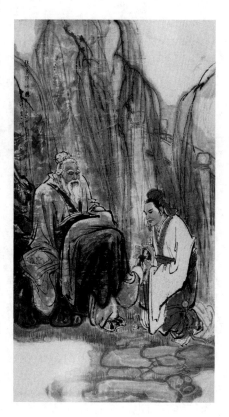

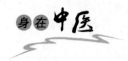

欲成"名医"，先为"良医"

> "学德"对于求知者来说至关重要。一方面希望从老师那里学到"绝招"，另一方面却又拿着一根"科学"的尺子去度量老师的经验，在继承之前先"改良"，只能是"形似"而非"神似"。

　　我的一个好朋友是当地的一名"赤脚医生"，他长期坚持用中医药为民众治病。少年时他为了拜本县一位老中医为师，费尽周折，但老师坚决不收。年仅13岁的他凭着自己的毅力，烈日下每天骑车2小时赶到医院，先扫地、擦桌子，然后站在老师身后静静地看着、听着、记着，一站就是一天。有天中午，老师下班时已经很迟了，回头看到站在身后汗流浃背的小孩，心里有些不忍，叹了一口气说："跟我回家吃饭吧，明天别来了！"小孩回答说："谢谢您！我明天还来！"就这样，一连2个多月从未中断，他的真诚终于感动了老师，最后同意收他为徒。3年后他靠自己的努力开了一家诊所，治病屡屡效验，受到了当地百姓的尊敬和欢迎。30多年来他一边为群众看病，一边刻苦钻研，一有机会便四处拜访名师。他强烈的求知欲望和执著的精神得到了当代几位著名中医学家的好评，而且有几位还收他为徒。记得有一次，他参加学术交流会，看到一位老中医行动不便，就主动上前搀扶他，当老人家的拐杖掉到地上时，他就帮他捡起来，并扶他下楼。此后，在临床上或学习中遇到困难，他就主动向老人家请教，经过长时间的接触，老人把他当作得意门生，愿意将自己的知识传授给他，可见"学德"是至关重要的。

　　我们现在许多青年学生学中医有热情，很想成为名医，但是却放不下身段，看不到别人的优点，小事不愿意做，哪怕是汤头歌诀的背诵，也是投机取巧或仅仅是为了应付考试！在对待老师的问题上，一方面希望从老师那里学到"绝招"，另一方面却又拿着一根"科学"的尺子去度量老师的经验，在继承之前先"改良"，结果只能是"形似"而非"神似"。前面提到的"程门立雪"的故事，杨时和游酢二人当时已经四十岁了，而且考上了进士，他们去拜会当时著名的理学家程颐。程颐正在闭目养神，二人恭敬地站在一旁，一直等到先生醒来，门外的雪已积了一尺多深。二人堪称尊师重道的典范。我的老师俞长荣教授曾经说过："不要光想着成为'名医'，首先要想着成为'良医'，从一个合格的学生做起。"这说的也是"学德"问题。的确，在旧社会，医生的"绝招"通常是养家糊口的命根子，一般情况下是不轻易传给别人的。把"命根子"传给一个不信任、不可靠的人，在今天看来依然是难以想象的，这可能也是很多流传几百年甚至几千年的"绝招""秘方"失传的原因之一。

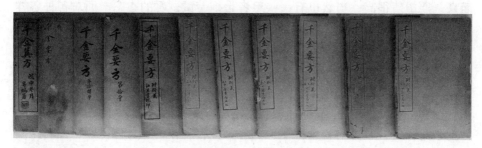

《千金要方》：又名《千金方》《备急千金要方》，成书于652年，作者孙思邈。本书集唐代以前诊治经验之大成，是中国第一部理法方药俱全的医学巨著

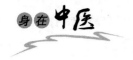

共筑医患和谐

> 我经常对学生说："一个好的医生是让病人在走出你诊室的时候，病就已经好了'三分'。"

患者求助医生，希望医生能够帮助解决问题，这种心情完全可以理解。但是，必须承认的是，医生不是万能的，除了个人的专业素养外，还有整个医学认识水平的局限。特别是现代医院里中医师所面对的患者经常是一些疑难杂症，有的甚至是四处求医、几经周折无效的，这一类患者多是满怀希望而来，期望值很高，当然也有一些患者是抱着试试看的心态。面对各种各样的疑难病例和临床难题，医生不是都能解决的，这一点患者务必要理解，这也是建立和谐医患关系的前提。在对待治病的问题上，《内经》就有比较辩证的看法，"言不治者，未得其术也"，意思是说，有些病治疗效果不好，是因为还没有掌握治疗的方法。而对于患者则强调要尊重医生，信任医生，"拘于鬼神者，不可与言至德"，"恶于针石者，不可与言至巧"。名医扁鹊对患者也有"六不治"原则：骄恣不论于理，一不治也；轻身重财，二不治也；衣食不能适，三不治也；阴阳并，脏气不定，四不治也；形羸不能服药，五不治也；信巫不信医，六不治也。所以，医生的道德操守固然重要，患者的道德水准也应提高，如果没有这样的观念，在经济利益驱动下的市场化医疗环境中，就难免有"看病难，看病贵"的问题，进而造成医患关系的紧张。中医认为，医学的服务对象是具有社会属性的人，无论是诊断、预防或是治疗都应当强调医患和谐，因人制宜。因此，提倡医生拥有高尚道德的同时，有必要树立一面提倡"患德"的旗帜。只有医患双方相互尊重，相互

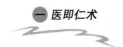

理解，彼此信任才能构建和谐的医患关系。如果患者就医时怕医生不负责任，医生接诊时怕患者找茬，那么本应相互配合的医患双方就可能相互戒备猜忌，稍有不如意，就可能发展成为对立关系，医疗纠纷也因此会越来越多。现在社会普遍认为患者是"弱势群体"，医生则认为自己才是真正的"弱势群体"，这是极不正常的。由于失去了建立和谐关系的基础，治病救人就只能是纸上谈兵。

有些人到医院看病希望找熟人，无非是希望找到责任心强、水平高的"好医生"，或者希望主治的医生能特别关照，这里固然有考虑到技术方面的因素，但更多的是希望建立一种良好的医患关系，不管中医、西医都是如此。这种心理是人所特有的，对疾病的诊疗过程和疗效均有直接的影响，但是这种心理因素所产生的作用是无法客观化、量化的，所以，如果忽略"人"这一特殊对象，去谈医学就难免会有偏差，这也是医学的"人学"特征。我经常对学生说："一个好的医生是让病人在走出你诊室的时候，病就

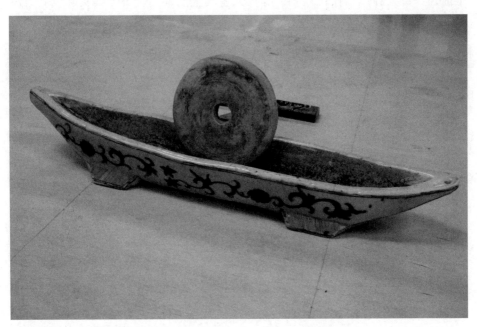

青花瓷碾船：一种专门用来粉碎中草药的器械。使用一个带轴的轮子，从船头推到船尾，反复碾，轮子就把药草碾碎了。船体的外面是青花图案，或绘有山水。

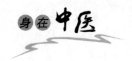

已经好了'三分'。"这句话不是很"科学",但是很管用,病人找我们不就为了治好病吗?其实,在诊疗过程中,医生的出发点和病人是一致的。没有一个医生愿意将更好的方法藏而不用,能治好的病故意不治好。据统计,当前医疗纠纷的原因中,真正属于技术因素的所占比例并不高,更多的是与经济利益、医生的责任心以及交流沟通方式等因素有关。所以,要处理好医患关系,除了医生的诊疗水平外,责任心和交流沟通能力也是十分重要的,而这点正是医学生亟待加强的。

记得许多年前,我们科收治了一个关节痛的患者,这个患者长相比较特殊,有点"狮子脸",鼻子和耳垂比较大,脸部皮肤有些凹凸不平。一位医生走过病房,看了一眼后说:"你那个新入院的患者的脸有点像麻风患者的脸。"当时麻风病患者已经极少见了,许多人只是在书上见到麻风病患者的照片,正因为这样,在场同学听说来了个"麻风"病人都觉得很好奇,纷纷跑过去看,甚至还把其他小组的同学也喊过来,但由于害怕传染又不敢走到跟前,一群人在门口比比划划,却没人主动上前询问病史(其实麻风病也没那么大的传染性,著名麻风病专家马海德教授生前曾多次考察"麻风村",同患者握手交谈,更何况这并不是麻风病患者)。结果这位患者很伤心、很生气,带着一肚子怨气走了。这件事情给医院和实习队都造成了不良的影响。可以说这样的医生是不合格的!作为一名医生首先要有爱心,对患者要一视同仁,更不能因为有美有丑而另眼相待,或怕脏怕臭而退避三舍。正如孙思邈在《大医精诚》里所说"其有患疮痍、下痢,臭秽不可瞻视,人所恶见者,但发惭愧、凄怜、忧恤之意,不得起一念蒂芥之心"。

医者易也

有人说中医师会看"风水"，这并非没有道理。因为"风水学"的本源就是人类在与自然做斗争中不断探索的经验总结。中医与"风水学"的相通之处就在于，二者都告诉我们人与自然息息相关的道理，并指导我们能动地适应自然界的变化，所以，古人说"医者易也"。遗憾的是，现在"科学"的喧嚣似乎让我们自觉或不自觉地把"风水"与迷信等同起来，而不愿倾听这份自然之声了。今天许多中医师虽然也在大讲阴阳五行、天地人和，却已然是虚有其表，甚至连五运六气也知之甚少了。

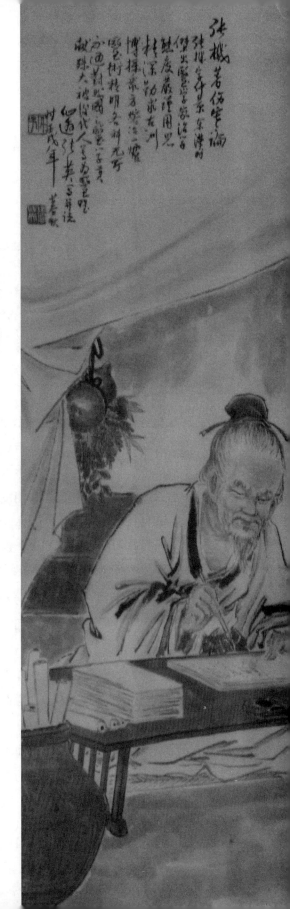

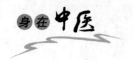

天人合一

中医学认为，人是一个有机整体，人和自然是相适应的，这就叫"形神合一""天人合一"。所以，《内经》对学中医的人有个基本要求，就是要"上知天文，下知地理，中晓人事"。

医生服务的对象是人，是一个个活生生的人，是生活在社会环境和自然环境中的人。人身最宝贵的是"精、气、神"。"神"就是生命，"精"是人体形成的原始物质，有精才能生神，所以把生命活动能力叫做精神。大家想想，面对一个患者，其家人和朋友最关心的是什么？当然是他今天的精神好不好，如果精神不错，说明身体状况比较好。而"气"是生命的动力，有气才能有色。我们通常说"气色"就是指健康状态的外在表现；有气才能有神，所以把生命活动旺盛称为"有神气"，精充气足才能神旺。

记得有一次参加学术会议，会场上展示一些中医诊疗仪器，包括色诊仪、脉诊仪等，我看了以后对他们说："离中医越来越远了！"有人不解，问我："为什么？"我告诉他："通过现代的电子成像技术和图像分析技术，判断一个人的面色是黑是白并不困难。但是，张飞的脸是黑的，关羽的脸是红的，刘备的脸是白的，你说谁的身体好？谁的身体不好？秦琼和武松都是黄脸大汉，但他们身体都很好。"周围的人都笑起来。所以，望色的关键是"泽"也就是皮肤的光泽，而不是颜色，《望诊遵经》说："有气不患无色。"再比如脉诊仪，以现在的技术手段要为各种脉象画一个图，然后检测各种脉图的频率、周期、波峰、波谷、主波夹角等并不困难，但是脉象最

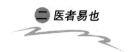

重要的"胃、神、根"该如何体现？"神"就是有神气，是生命力旺盛的表现；"胃"就是有胃气，是后天之本；"根"就是有根基，为先天之本。如果诊脉不诊"胃、神、根"，那还有多大意义？中医学中所说的"色贵有神""舌贵有神""脉贵有神"，就是这个道理。

再有就是形体，形体固然重要，但必须"形与神俱"才能称之为人，这就是人体和尸体的区别。所以，人体生病以后，医生如果忽略了"人"，而仅仅盯着疾病或病变的某个器官或某个细胞，那么这本身就与疾病的发生和发展规律相背离。在过去的100多年里，西医学借助科学技术的发展引领着医学向纵深发展，然而，在医学模式上仍然坚持静态的、钟表般机械的观念，其出发点依然立足于"病"而不是"人"。简单地说，西医学所关心的是"生什么病"，而不是"谁生病"。由于忽略了人作为生物体之外的社会属性以及人与自然的联系，其局限性便日益突显出来。在医疗实践中，有许多问题是很难从生物学指标上寻找答案的。例如，有的病人长期失眠，但经过一系列检查没有发现异常，医生只能无奈地告诉他没什么"问题"，明摆着病人最大的问题竟成了医生口中的没问题，试问这时候医学发展的意义是不是太微不足道了？再看看有些人冬天到北方就流鼻血，回到南方就好了，你能检查出是什么问题吗？这些都是机体功能失调或机体与自然不相适应的结果。由于人不是机器，所以注定了医生们不能像修理机器一样修理我们的身体。于是，在医学高度发展的今天，人们不得不重新思考医学模式的问题，从原来的生物医学模式、生物—心理医学模式、生物—心理—社会医学模式，发展到生物—心理—社会—环境医学模式等。尽管我们不知道未来还会有什么"模式"，但是越往下走，我们就会惊讶地发现，西医学不断完善的模式不过是逐步回归到几千年以前就已然存在的中医整体观念的正道上来。

为了说明整体观念的重要性，我们不妨再举一个简单的例子。"面相学"通过观察面相来判断人的运程。这里面可能有一些臆想或迷信的成分，是需要批判的。但是，从另一方面说，面相学是望诊在社会学的应用。打一个简单的比方，一个人五官和谐，天庭饱满，面色红润，表情自然，是健康的标志，说明他气血旺盛，这样的人，必然精力充沛，心情愉快，工作效率高，容易取得成绩。反之，如果印堂发黑，面色晦暗，满面倦容，说明他精气亏虚，体力不足，必然影响工作效率和工作成绩。再比如，一个女孩，牙齿长得不好看，可能影响她的自信心，不敢在人前开口，不敢主动与人交往，就可能因此失去一些机会。但当她采取一些措施，牙齿矫正之后，就可能带给她自信，此时心情愉快，自然是事半功倍。可见，身体的健康会影响事业，事业成败又直接影响健康，这些都是望诊的重要内容，并非糟粕，作为中医师不能不知。

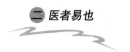

被遗忘的整体观念

> 中医治病看的不仅仅是生病的人，还应该看到他们所处的生活环境，不仅仅看到某一个患病部位，而且要看到整体。但遗憾的是，在临床实践中，我们的许多医生，已经把整体观念全部还给老师了。

在"非典"流行之始，有的地方出现了抢购"白醋"和"板蓝根冲剂"的现象，开始觉得很奇怪，后来有人告诉我："这是你们中医说的！"我回答他："至少不是我们这些中医说的，因为中医从来不认为，外邪侵犯人体可以统一用喝醋或喝清热解毒药来'预防'。"

中医治病看的不仅仅是生病的人，还应该看到他们所处的生活环境，不仅仅看到某一个患病部位，而且要看到整体。例如，四季气候变化对人体会产生影响，因此，人要积极地适应自然的变化，与自然保持和谐统一，以维持人体自身的协调平衡。其实这在生活中随处可见，如冬天天冷、气温低，人体不仅依靠自身产热，还应该多穿些衣服以达到保暖的效果，这便是人积极适应自然的表现。另外，通过调动和提高人体自身抵御疾病的能力，就能达到防病、抗病的目的，即中医所说的"正气存内，邪不可干""有胃气则生，无胃气则死"。我们现在有些人过度依赖药物，甚至把药物当作"护身符"，这种做法并不可取。在与疾病的抗争中，药物的作用是有限的，人体自身的抗病能力——正气非常重要。即便是用药，其出发点也在于调动人体的正气以抵御病邪，所以，医生必须根据人的体质特点、所处的地域条件选择相应的药物，目的是让患者自身抗病能力增强，与外部环境的变化产生相

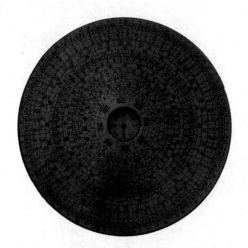

罗盘：古称罗经、罗镜、经盘、罗经盘、子午盘、针盘、风水罗盘，是中国古代堪舆家从事堪舆活动必不可少的重要工具。主要由位于盘中央的磁针和一系列同心圆圈组成，每一个圆圈都代表着中国古人对于宇宙大系统中某一个层次信息的理解。

对的平衡协调。如果仅仅立足于从病人身上寻找诊断的证据，再根据病变的部位进行治疗是不够的，这就是中医的巧妙之处，也是中医的难学之处。

如果出一道考题："中医学的基本特点是什么？"相信绝大部分学中医的人都能给出正确的答案，因为从我们进入中医院校的那一刻开始，老师们就反复强调，中医学的两个基本特点：一是整体观念，二是辨证论治。这就是中医的特色和优势。那么，什么是整体观念？整体观念就是要在整体的、联系的高度看待健康和疾病，所以局部的病变都是整体功能状态失衡在局部的反映，站在这一高度就可以把复杂的问题简单化。什么是辨证论治？辨证论治是整体观念在临床诊疗过程中的具体应用，体现了因人、因时、因地制宜，即具体问题具体分析。这种理念不仅是中医的标志和特征，而且贯穿于中医保健、预防、诊断和治疗的各个环节。举个例子，福州地区因其特殊的地理环境和气候条件，湿热比较重，这里的人容易"上火"，因此，人们平时总喜欢喝些"凉茶"来降火。可是对于一部分有胃病的人，往往不能承受过多的寒凉药，喝了"凉茶"之后可能会觉得胃不舒服或出现呕吐、泄泻等。再有就是冬天不宜喝太多"凉茶"，否则也容易出现腹痛、泄泻等。所以，中医用药就必须从整体考虑，根据个体的实际情况才能作出正确的选择。而西医学的研究成果也不断证明了这一点。20世纪80年代以来，在许多重大疾病包括高血压、糖尿病、肿瘤等的防治方面，当人们开始把目光转移到"个体化治疗"时，这才恍然大悟：1800多年来中医学所倡导的整体医学理念在今天看来依然是最先进的。什么是"个体化治疗"？

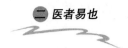

"个体化治疗"实际上就是"因人制宜"。可以预计，在不远的将来，人们还将发现：制定治疗方案还必须考虑到患者生活的环境条件、气候条件和季节因素，这就是中医学的"因地制宜"和"因时制宜"。

遗憾的是，在临床实践中我们看到许多中医师，恰恰在反其道而行之。当他们抬头仰望着"个体化治疗"的光环的时候，却始终没有意识到自己正"抱着金饭碗要饭"，在医疗和科研实践中彻底地把整体观念和辨证论治的思想丢掉了，追求的是针对某一类疾病制定一个统一的方案或协定的中药处方，甚至在不同地区、不同季节推广使用。试想，这样的"中药"还是中药吗？在丢弃了整体观念、辨证论治的灵魂而仅存着"中药"外壳的防治中，中医人还能够昂首挺胸地说中医在防治重大疾病中发挥应有的作用吗？显然，由于偏离了中医学的基本思维，中医特色和优势已经不复存在了。

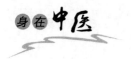

《内经》的启示

2003年发生在我国的SARS（严重急性呼吸综合征）疫情，与两千年前《内经》所描述有惊人的巧合！虽然不能说中医可以预测未来，但确实说明了大自然的规律是客观存在的。

安徽中医药大学的顾植山教授曾经在《中国中医药报》上发表过名为《2003年SARS与五运六气的关系》的一篇文章。他引用《素问遗篇·刺法论》说："假令庚辰刚柔失守……三年变大疫。"《素问遗篇·本病论》中更具体指出："假令庚辰阳年太过……虽交得庚辰年也，阳明犹尚治天……火胜热化，水复寒刑。此乙庚失守，其后三年化成金疫也，速至壬午，徐至癸未，金疫至也。"意思是如果庚辰年的年运"刚柔失守"，三年以后将出现大的瘟疫。庚辰年刚柔失守的表现为天气干燥，气温偏高，并出现寒水来复的变化，此后三年化生的大疫名"金疫"。快的话到壬午年，慢的话到癸未年，"金疫"就来了。顾先生进一步分析：2000年正好是经文提到的庚辰年，当年出现全国大面积干旱，年平均气温偏高，而11月又出现月平均气温20年来最低的现象，符合"庚辰刚柔失守"的运气特点，按"三年变大疫"之说，正好应该在2003年发生大疫情。经文说"速至壬午，徐至癸未，金疫至也"。实际情况是广东最早发现SARS在2002年壬午年，北方大规模流行在2003年癸未年，而且经文明言发生的是"金疫"——肺性疫病，其预见的准确性已超出一般想象！2003年以后SARS就几乎没有再出现。

引用这段话不是想说明中医可以预测未来，更不是说用《内经》的理

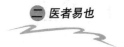

论就可以取代现代气象医学，但确实说明大自然的规律是客观存在的。早在《内经》时代，古人就认识到自然界的变化规律与人体的相关性，认识到自然界的地理环境、季节、气候等因素对人体和疾病发生发展的影响。如《素问·金匮真言论》说："东风生于春，病在肝，俞在颈项；南风生于夏，病在心，俞在胸胁；西风生于秋，病在肺，俞在肩背；北风生于冬，病在肾，俞在腰股；中央为土，病在脾，俞在脊。故春气者病在头，夏气者病在脏，秋气者病在肩背，冬气者病在四肢。"意思是春季属木，位于东方，所以春天多东风，易引发肝的病变，病邪常从颈项部腧穴侵入，疾病表现在头部；夏季属火，位于南方，所以夏天多南风，易引发心的病变，病邪常从胸胁部腧穴侵入，疾病表现在内脏；秋季属金，位于西方，所以秋天多西风，易引发肺的病变，病邪常从肩背部腧穴侵入，疾病表现在肩背；冬季属水，位于北方，所以冬天多北风，易引发肾的病变，病邪常从腰股部腧穴侵入，疾病表现在四肢。也许有人会质疑，中医预测疾病的发生发展可靠性究竟有多大？我认为，准确率多高并不重要，好比农民种田，要准确预计每年的气候变化对作物产量造成的直接损失可能性并不大，但关键的是要把握自然界的变化规律，要意识到这些因素可能对作物生长产生的影响。因此，临床诊疗过程中，如果能真正理解这一点，对中医的诊断和治疗肯定会有很大的帮助。

举一个很简单的例子，一个感冒咳嗽的患者找医生看病，他仅有咳嗽，无发热、恶寒等其他症状，舌象和脉象基本正常，拍片结果提示"气管炎"。这种情况下，如果不对他所处的环境、季节和气候条件进行分析的话，那么辨证结果就有很大的随意性。而我们周围有几个中医师在面对类似患者的时候，能自觉地考虑这

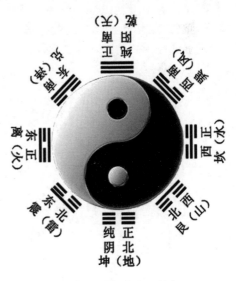

伏羲八卦（先天八卦）

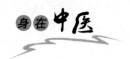

些因素呢？对于大多数医生来说，只要感冒咳嗽就开"感冒灵"或"止咳糖浆"，或因为"气管炎"就开鱼腥草、黄芩之类的药物。这样已经算是"不错"的中医了！现在高等中医教育的培养目标中，虽然强调中医学生的辨证思维和临床能力的培养，但实际教学中往往忽视了中医的整体思维。还是以"感冒"为例，因为教科书上将感冒分为"风寒"和"风热"两型，所以我们更多的是教学生如何从患者的临床表现中去寻找辨"风热"或"风寒"的证据。但是，如果仔细想一想就会发现，除了这些证据外，更重要的还有：在什么季节、什么地区发生"感冒"；发病时的气候变化情况；周围是否有人一起感冒，症状是否相似；患者的体质状况如何；女性患者月经周期如何、是否怀孕等。这些因素对于诊断和治疗都是十分重要的。

又如，《内经》提到"凡伤寒而成温者，先夏至日为病温，后夏至日为病暑"。这说明在暑病和温病的辨别过程中，节气就是一个非常重要的条件，同样是因于外感的热病患者，如果发生在夏至之前就成为温病，夏至之后就成为暑病。然而，在我们今天看到的各种各样的"国家标准""行业标准""学会标准"中，有哪些"辨证、诊断标准"真正把地理、季节、气候环境等因素作为辨证、诊断的依据之一呢？

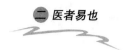

此"胆"非彼"胆"

从西医的角度看，手术治疗胆结石时胆囊可以被切除，但中医认为胆主决断，与人的勇怯有关，如果中医的"胆"与西医的"胆"一样的话，那么把"胆"摘除了，人岂不很容易被吓死？

整体、联系的观点还体现在对脏腑的认识上，到底中医的脏腑跟西医的器官是不是一样的？

有的人说是一样的，所以，辨证时慢性肾炎病位在肾，慢性胃炎病位在胃。研究"肾阳虚"模型的时候，折腾的肯定是老鼠的腰子；研究"脾胃湿热"采用的方法大部分是胃镜检查。有的人说是不一样的，例如"脾"，在中医看来，脾是后天之本，人生下来之后，营养的来源主要依赖于脾，可见脾对人的后天是至关重要的。但是，从西医的角度看，在某些特定的疾病或外伤时，脾脏却是可以切除的。又如"胆"，手术治疗胆结石时胆囊可以被切除，但中医认为胆主决断，与人的勇怯有关，人们常说的"胆大包天""胆小如鼠""胆战心惊""提心吊胆"就是这个道理。如果中医的"胆"与西医的"胆"一样的话，那么把"胆"摘除了，人岂不很容易被吓死？

"胆"不会有两颗，这是肯定的！那么问题出在哪里呢？问题就在于中西医认识角度的不同。打个比方：同样一个皮球，可以从外形、尺寸、质量等描述它是圆的、球形的、有多大，但也可以从明暗变化、投影、与周围参照物的对比判断它就是一个皮球。换句话说，中医看到的"人"是整体的人、联系的人、动态的人、社会的人，而不是局部的人、孤立的人、静态的人、生物的人。话虽如此，在临床和科研实际工作中能够分清中西医脏腑或器官概念者却为数不多，这样一来不仅把老百姓搞得一头雾水，甚至连一些中医的基本概念都被搞乱了。

中医是怎么认识脏腑的呢？我们的祖先真的连起码的解剖常识都没有吗？先不说"庖丁解牛"（庖丁解牛的前提是对牛的解剖结构、纹理有深入的了解），就是"大宋提刑官"宋慈的《洗冤集录》也足以说明这一切。中国人很早就认识到脏腑是一个实体，是客观存在的。早在《内经》就提出"若夫八尺之士，皮肉在此，外可度量切循而得之，其死可解剖而视之"。而关于人体五脏六腑的度量，跟现在解剖结果基本一致，包括古人对心、肝、肺等的描述基本上都有一个形态学的依据。例如《灵枢·肠胃》中记载的食道长度与下消化道长度的比值是1∶36，与现代解剖学的数据1∶37是非常接近的！这说明《灵枢》中胃肠的数据是经过实测的，而且是准确的。中国民间有个习惯是"吃什么补什么"，如吃猪心可以补"心"，吃猪腰可以补"肾"，就是建立在对解剖器官认识的基础上的。再比如说，骨伤科的"正骨"，也必须建立在一个相对准确的解剖形态上。还有大家可能在博物馆中见过宋代王惟一的针灸铜人，古代用于医生考试，考试时先在铜人身上的穴位灌入水银，再用蜡

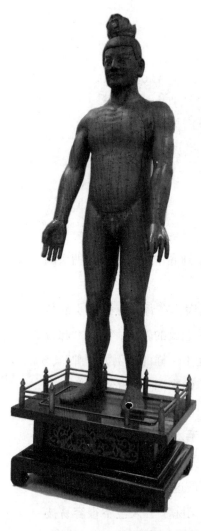

针灸铜人：中国古代供针灸教学用的，青铜浇铸而成的人体经络腧穴模型。始于北宋天圣年间，明清及现代均有制作，是经络腧穴教学不可缺少的教具。

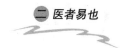

封住，穴位被扎中后水银就会流出来。王惟一在制作铜人的时候，对针灸穴位的度量肯定是以人体实际尺寸为基础的。所以，不要认为中医脏腑的概念是主观臆造的。

为什么古人不顺着这条思路构建脏腑理论呢？因为，单纯的解剖方法无法说明机体复杂的联系和动态变化。通俗一点说，脏腑搁在一起并不能构成生命，所以，中医学就从"气"（功能）的层面上去构建对五脏的一种理解。从这一意义上讲，一个中医所说的脏腑可能包含了几个西医器官的功能，一个西医器官的功能也可能分散在几个中医脏腑之中。例如：心的功能，它除了心主血脉之外，还包括心藏神。心藏神指的是心具有主宰人体精神、意识、思维活动的功能。可能有人会问："精神、意识、思维不是大脑的功能吗？"但问题是：为什么我们通常说"小心""专心""当心"，而不说"小脑""专脑""当脑"呢？事实上，外国人也这么说，比如英语中也有类似的表达方式，如"My heart is broken"（心碎）、"broken heart"（破碎的心）、"warm hearted"（热心的）。这里所讲的都是把心的功能与精神、意识、思维活动联系起来。所以，不要觉得只有中国人不懂解剖才讲心藏神，"懂解剖的"外国人也讲心藏神。可见，脏腑离不开功能，没有功能，它只能叫脏器。正因如此，中医学把功能称为"气"，人和尸体的区别就在于"有气"和"无气"，中国人把人死了叫做"断气"。我们常在电视剧中看到：一个人奄奄一息，当旁人将手置于他的鼻孔前感受不到气息的时候，就初步判定人已经死了。

仅仅有了对实体和功能的认识是不够的，作为医学更重要的是根据人体的健康状态、疾病状态、自然环境对人体的影响、治疗效果等对内在脏腑及其功能作出判断。中医的整体观念决定了必须通过外在的表现来推断内在脏腑的功能状态，这种由内及外的表现称为"象"，而这种认识方法称为"司外揣内"。同时，"象"也是一种联系。所以，中医认识脏腑的更高层次就是一种"象"，我们称之为"藏象"。它与中医的阴阳、五行、四诊、八纲等有机地结合起来就构成了中医理论体系。我们可以通过这个"象"来理解脏腑，通过这个"象"来进行临床鉴别，通过这个"象"来指导药物应用，通过这个"象"来判断临床疗效。例如：因为脾主运化，气血生化才能有源，脾不健运就会出现食少、腹胀、便溏，通过食少、腹胀、便溏就可以判断是脾不健运，经过健脾治疗后这些症状就消失了，说明脾的运化功能改善了。所以，中医的脏腑学说，至少应该从实体、功能和藏象这三个层面去理解，而站在每个层面去理解，中医的脏腑是不一样的。

　　尽管如此，还是有许多人不能理解。有一位同学对我说："我们不能简单地认为中医脏腑与西医器官不是一回事，它们怎么可能不是一回事呢？你总不能说，中医的'眼睛'不是西医所指的那个'眼睛'。"我告诉他："这就是认识层面的不同。'眼睛'当然是'眼睛'。但是，中医认为肝开窍于目，五脏六腑之精气皆上注于目而为之精，目受血而能视。眼睛之所以能看见东西，从中医角度看是因为脏腑精气上荣和血的濡养，而西医则认为是受视神经支配。所以，一旦眼睛出现问题的时候，中医和西医的理解是不一样的，如目赤肿痛可能是肝火上炎，目赤畏光流泪可能是肝经风热，眼睛干涩可能是肝血不足或肝阴亏虚等等。这就是中医跟西医的区别。"

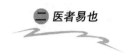

个性中医

> 我常把中医比喻成书法，书法最重要的价值是它的个性化特征。如果规定每一笔的粗细长短轻重都相同，那么书法的价值就不存在了。中医泰斗蒲辅周老先生有一句话："中医治病有一绝招，就是一病一方。"这也正是中医个性所在。

中医是从宏观上看问题，"天人合一"的观念贯穿始终，所以把中医比喻为"风水师"。这并不是宣扬迷信，而是一种世界观和方法论，即不仅要见到树木，见到森林，还要见到与树木、森林相关的自然环境，具体地说就要求我们在认识事物的时候也要站在整体的高度上。在诊病的过程中，要从整体上把握健康和疾病，把不同的病证有机联系起来，避免顾此失彼。

一位患者患"口腔溃疡"多年，主要表现为口舌生疮，舌尖红，四处求医，但效果并不理想。我仔细查阅了他以往病历，所开的药方大多数是清热泻火、清热解毒，或滋阴降火之类。正在寻思着如何辨证之际，患者突然悄悄告诉我："医生，我还有阳痿。"我一下子恍然大悟：这不就是"心肾不交"吗？心火独亢于上，故出现口舌生疮，舌尖红，不能下温肾水而致肾水寒于下，故出现阳痿，于是处以交泰丸（黄连、肉桂）加导赤散（生地黄、木通、竹叶、甘草梢），3剂而愈。患者很惊讶："这么多年效果从来没这么好！"我告诉他："因为你告诉了我详细的病史。"他还是很困惑，实在想不出阳痿与口腔溃疡有什么关系？

整体的认识方法重视事物的共性，但另一方面还要强调事物的个性，中医学强调"因人、因时、因地"制宜。换句话说,世界之所以美好,是因为事物之间有区别。我们常说世界上没有两片完全相同的叶子,试想事物之间如果没有区别,首先我们就得感叹,怎么自己和别人都一样呢,连家里人都认不出来怎么办?接着再想想,就会发现如果没有区别,社会也不可能发展,人人都相同,社会就不可能和谐。古人称之为"和实生物,同则不继",形容如"调羹"一样,羹之所以美味是因为把不同的东西放在一起,如果水和水调在一起永远也调不出美味的羹。

我常把中医比喻成书法,书法最重要的价值是它的个性化特征。如果规定书写过程中每一笔的粗细、长短、轻重都必须相同,写出来的字少了那份独特,便成了电脑打字,那么书法的价值就不存在了。当然,电脑打字是很重要的,但书法也同样重要,关键是两者的意义不同,所以两者要同时存在,不能因为有了电脑打字就否认书法存在的价值。我们现在有人强调中医药规范化,或者认为中医是以"证据"为主的医学,符合循证医学的特征,这些提法值得三思。例如:现代循证医学的研究方法,是建立在还原论的基础上,这种方法的核心点是忽略了事物之间的区别,所以通过大样本随机对照的方法对每个对象、每个事件逐一进行规范,强调可重复性。而中医恰恰强调的是事物或现象的个性特征。中医泰斗蒲辅周老先生有一句话:"中医治病有一绝招,就是一病一方。"

前面说过,辨证论治是整体观念在中医临床思维和实践中的具体运用。所以,我们现在试图研究某一种中药(中成药)能治什么病,然后采用客观统一的模式对号入座,这实际已经不再是中医、中药了。有个学生告诉我一件很有意思的事。一位男士到门诊看病,医生辨证为肝气郁结,肝脾不和,患者要求给他开中成药。谁知取完药后,患者又急急忙忙回头找医生,询问是否开错了药。一问才知道,那药盒上的主治中明明白白写着治疗月经不调、痛经等。原来,这药就是有着"妇科第一药"之称的逍遥丸,这真是让医生哭笑不得。逍遥丸原本就是疏肝理气、调和肝脾之品,广泛用于各科的肝郁之证,并非妇科专用药,所以用在男性就不足为奇。如果说这位患者是外行情有可原,但有些"内行人"估计也好不到哪去!例如,现代研究发

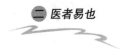

现：六味地黄丸治疗范围之广，可涵盖各系统疾病达435种，近20个科别。有的人为此而欢欣鼓舞，有的人又以此把中医说得一无是处，这都只能说是不懂中医造成的。

《吕氏春秋·察今》有一"刻舟求剑"的寓言故事，说的是楚国有个人乘船渡江，到河中央的时候，他的剑一不小心从船上掉进了水里。他急忙在船舷上刻上一个记号，说："这儿是我的剑掉下去的地方。"船靠岸后，这个人顺着船舷上刻的记号下水去找剑。船已经走（行驶）了很远，而剑还在原来的地方不会随船而前进，结果当然可想而知。疾病是动态变化的，即使是同一疾病，在不同的地理环境、气候条件、季节时令、不同的机体上发生，所表现出来的证候特点也是不一样的。因此，如果试图制定统一、规范的方法治疗某一种特定的病，这本身就不符合中医基本理论和思维特点，与"刻舟求剑"又有什么两样呢？

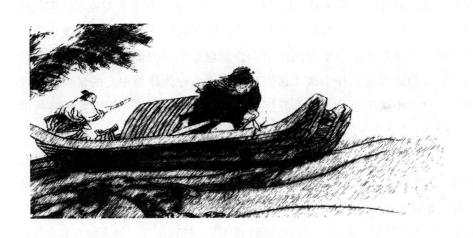

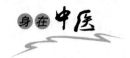

真的"无症可辨"吗

> 如果站在整体的角度看待健康，真正"无症可辨"的情况并不常见。

现在讲亚健康、"治未病"是一种"时尚"，很多人都很"重视"。我们经常会发现这么一种现象，有些人体检后发现某些指标异常，比如血脂偏高、血压偏高、血糖偏高或脂肪肝等，尽管病人没什么自觉症状，但往往自己对号入座，扣上"亚健康"的帽子，然后找医生要求"调理调理"。在中国，大多数人认为中药副作用少，调理是中医的优势，所以，这种情况下，人们通常会选择中医（这似乎已经成为现代体检中心的常规服务项目）。许多中医师也认为这是发挥中医优势的大好时机，因而各种各样的"保健品"也应运而生。

现在临床上最常见到的一幕：中医师面对着一大沓的体检报告和"没有症状"的"病人"，想到的就是"无症可辨"。既然辨不出来怎么办呢？那就只能参照现代的"研究成果"，根据那些或高或低的指标，参考现代临床研究报道的结论从肾虚、血瘀、气虚或痰阻的角度，进行治疗。因为病人本身没有症状，所以治疗的效果如何也就没有人关心了，反正吃点中药"调理调理"，肯定有"好处"，医生也是乐观其成，中医整体观念早就抛到了九霄云外。这样一来，不仅真正的优势没有发挥出来，反而影响了中医的声誉。

真的"无症可辨"吗？如果注意一下他们所处的地理环境、气候条件、饮食习惯等，感觉就大不相同了。例如：病人生活在南方，居住环境比较潮湿，气候比较热，平素喜欢荤食、膏粱厚味及饮酒等，这些因素提示机体容

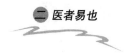

易产生湿热或痰证，再加上有的人体型比较肥胖易困倦等，有了这些信息，辨证的结论就明确了。可见，真正的"无症可辨"是极其少见的。相反，如果我们把这些因素都忽略不计，单凭病人目前所谓的没有症状，辨证必然产生偏差。

一位朋友是生意场上的人，那年他39岁，事业如日中天，生活条件相当优裕。有一天他突然找我，说："近段时间来老是感到很疲惫，提不起精神。"自己觉得"体虚"，于是想方设法进补，冬虫夏草、人参、燕窝、哈士蟆应有尽有，总不见效，只好求助于当地医生。医生听说"体虚"，就给他开了白蛋白和氨基酸点滴，没有见效；另一位医生说这是"肾虚"，就给他开了六味地黄丸，结果"病情"越来越重，甚至感到心悸、胸闷、气憋，有几次差点透不过气。我向他："你觉得'体虚'，有什么感觉？"他说："最近一段时间工作比较忙，应酬也多，经常觉得力不从心，只有当跑跑步出一身汗后感觉轻松一些。"我给他诊完脉后开玩笑地对他说："你的血都快粘成一团了，还敢吃补药！"他很惊讶地说："你很厉害，一摸脉就知道！今天上午抽血检查时，护士也说'你的血太浓了，快抽不出来了'。可是补药大多也是医生开的！"边上的学生问我："老师，神疲乏力不是气虚的表现吗？您怎么判断他不是虚证？"我告诉他，"动则耗气"这个道理一般都能理解，气虚的人可能经常感到疲倦乏力，但往往活动后加剧，而活动后减轻则说明不是真正的气虚证。更何况40岁的男性，正值身体强壮的时候，这个年龄段的人虚证相对少，或者说这个年龄"肾虚"的概率比较低。所以，作为一个医生，综合分析的能力是十分重要的，当然诊断过程除了考虑"阳性症状"之外，还要注意"阴性症状"。例如，"年龄40岁"并不是一个"症状"，但是，它对辨证有参考意义。

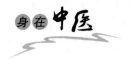

现代人的"亚健康"情结

当生活节奏快、工作压力大，或者当饮食习惯改变、生活规律被打乱的时候，人就很容易出现疲劳、困重、腰酸背痛等情况，这就是人们常说的"亚健康状态"。但在中医看来，大部分"亚健康"的患者已属于"已病"状态。

现在把人的健康状态分成三类：健康、亚健康和疾病。这样的分类方法最大的缺陷就是把健康问题绝对化，很容易给人一种印象，就是健康是100%的，否则就是"亚健康"。而实际上，绝对健康的人是不存在的，大部分人都存在这样或那样的问题！如果不注意这一点，就很可能把"亚健康"问题扩大化。对于大多数人来说，由于缺乏医学专业知识和判断能力，就可能因此把自己感觉到的"不舒服"和书上或网络上所说的相关疾病对应起来，形成"疑病症"，医学院校学生对此有一种戏称，叫做"医学生综合征"。随着各种健康媒体的不断普及，这种现象有普遍化的趋势。初进医学院校的学生，刚接触一些医学知识，如什么病有什么症状等，很容易往自己身上套。老师上课说肾虚可能表现为夜尿频，于是，夜里多上两趟卫生间就怀疑自己肾虚；老师说脾虚可能表现为食少、腹胀、便溏，于是只要偶尔觉得胃口不好就给自己诊断为脾虚。高年级的同学给它取了一个特殊的"病名"叫"二年级医学生综合征"。对于大多数学生来说，随着他们知识的积累，对疾病的认识不断深入，这种综合征也就不治自愈了。

生活水平提高了，更多的人开始关注健康，特别是中老年人，甚至是一些中青年人，有的人从电视里看、网络上找，四处打听吃什么好？吃什么不好？最令人费解的是，越来越多的人感觉"生活好了，身体差了"。为什么呢？当生活节奏快、工作压力大，或者当饮食习惯改变、生活规律被打乱的时候，人就很容易出现疲劳、困重、腰酸背痛等情况，这就是人们常说的"亚健康状态"。但从中医的角度看，不能仅仅针对疲劳或者身体困重，很简单地认为这就是"体虚"而一味用"补"，否则就可能为假象所迷惑，犯"虚虚实实"之戒。顺便说一下，有些人把西医的"亚健康"与中医的"未病"混为一谈，实际上是混淆了中西医的概念。因为"亚健康"是一种介于健康与疾病之间的"第三状态"，主要表现为生理功能低下的状态，容易疲劳、腰酸背痛、失眠多梦、健忘、头晕、耳鸣、黄褐斑等。在中医看来，大部分"亚健康"的患者已属于"已病"状态。

影响人体健康状态的因素很多，中医重视"证候"，更注重从整体把握健康。所以，作为一个医生，当我们面对不同的患者时，就要考虑到他们的年龄和身体状况等。虽然个体间有差异，但总体来说，年轻人体质是比较壮实的，所以实证多见，容易得的是急性病，如感冒或者急性的拉肚子、肚子痛等；而老年人身体相对来说比较虚，比较容易得慢性病，哪怕就诊时

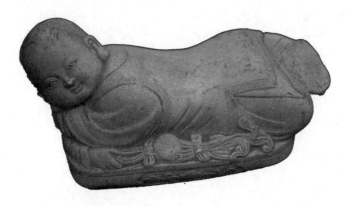

脉枕：中医用于诊察脉象的工具。使用时将脉枕放于患者腕关节下，手心向上，使诊察部位充分暴露。古代常见的为瓷脉枕，现多为皮革包裹海绵而成。

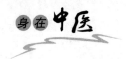

"虚"的征象并不特别明显，但是在治疗和辨证过程中依然要充分考虑到老年人的体质特点，用药的时候要考虑到他们机体的反应性和耐受能力等，不能用太过峻猛的药物。例如一般便秘患者，可以用泻下通便的方法治疗，但对于年老体虚的患者，一些泻下作用较强的药物如大黄、芒硝等就应当慎用、减少用量或根据体质情况适当配伍。

医学专科化的趋势正在迅速瓦解中医师的整体观念，教导患者把自己分割成越来越小的部件。一个患者同时患有几种不同的疾病，他可能因此需要同时挂几个号，分别看几个医生，既看了脾胃科，又看肾科；有的患者干脆告诉医生他今天先看关节痛，下次再看胃病。这样半天下来，就可能有2~3张不同的处方甚至更多。"马路警察，各管一段"在西医看来是一种常规的做法，对于已经习惯于分科看病的患者来说似乎也已经是很平常的，但在真正的中医看来恐怕就勉为其难了，因为中医从来就没有按"系统"分科的。

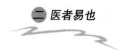

酒香还需客来品

酒的成分很容易检测出来，但酒的品质却很难用化学的方法或其他现代方法来判断，更多时候是靠人的味觉。中医治病的道理是同样的，不能简单地用几个离体实验、几个实验室指标解释清楚。

由于思维模式不同和历史条件限制，决定了中医学不可能像西医学一样借助现代的技术手段去分析、认识疾病的病因病机，更多的则是通过与自然界的交流，借鉴自然界的规律认识疾病的原因和机理，这种方法中医学称之为"援物比类"，这也是"天人合一"观念在诊法上的应用。如：胃病患者吐酸水，什么原因引起的呢？如果仅仅认为吐酸水是因为胃酸过多而用制酸的方法治疗，或许可以改善一时的症状，但是很难从根本上治疗疾病。那么中医学是怎么认识"泛酸"的病机呢？我们可以用一个非常简单的比喻，食物为什么会变馊？可能有几种不同的情况。一种情况是闷着易馊，在过去没有条件的情况下，为了防止食物变馊，最常用的是通风的方法。另一种情况是温度高时食物容易变质，所以我们现在保存食物的另一个常用方法是使用冰箱。中医认为第一种情况是"郁"，第二种情况是"热"，所以，治疗泛酸最常用的方法之一是辛开苦降，最常用的方是左金丸，辛开解决"郁"的问题，苦降解决"热"的问题，实践证明这种说理方法不仅解释了病机问题，也解决了临床问题。

我们认为人是个整体，每天生活在自然环境中，无论是呼吸，还是饮食，一切生命活动和疾病的发生发展过程都受自然环境的影响。所以，我们有些时候试图从局部或单一的角度讨论健康或疾病问题，是不大可靠的。整体观念教会我们从总体上把握事物和现象，这就是中医特有的世界观和方法论。这不仅在医学上，在日常生活中更多的人也愿意从宏观上把握事物的本质。例如所喝的酒，以目前的技术手段，酒的成分很容易检测出来，但酒的品质却很难用化学的方法或其他现代方法来判断，更多时候还是靠人的味觉，因而才有了"品酒师"这个职业。再比如，有几个人能说出五年的茅台酒和十年的茅台酒成分上有什么区别呢？但是它们的口感不一样，价格也不同。假设酒瓶商标上印的是化学成分和含量，而不是"茅台酒"，拿在手上将会是什么样的感觉呢？目前为止，无论是在中国还是外国似乎还没有人是这么卖酒的。

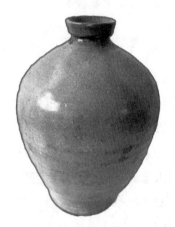

食物如此，药物也一样。中医学更多的是从整体上把握药物的作用，在性味上把药物分为四气、五味。四气，就是寒热温凉。寒性和凉性的药物可以清热泻火，治疗热和温的病证，但是用多了容易损伤阳气或者变成寒证；热性和温性的药物可以祛寒温里，治疗寒和凉的病证，但是用多了容易化火伤阴或变成热证。五味，就是酸苦甘辛咸五种味，每一种味都具有特殊的功效。

如：苦能燥能泻，燥就是燥湿，泻就是泻火通便。同一性味不同药物功效也不一样，比如黄连和大黄的性味都是苦寒，但黄连能治疗拉肚子，因为苦能燥，大黄能治疗便秘，因为苦能泻。又如：辛能散能行，散就是发散解表，行就是行气、理气，所以葱白、香菜、砂仁、橘子皮同属辛味，但葱白、香菜发散风寒，砂仁、橘子皮能行气和胃。这样的说理方法看起来很"粗糙"，但是很有效，也很容易被实践所证明。

有一位患者很喜欢川菜，但每次吃了太多辛热的辣椒、川椒等就出现便秘、长痤疮。她自己知道这就是热证，可以用寒凉的药物治疗，所以就自己服"三黄片"。吃药后不再便秘，痤疮也好了，她知道热证消失了。因为担心病情复发就长服"三黄片"，时间久了，出现泄泻、胃胀、怕冷等症状，

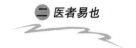

她也知道这是寒证，要用温热的药物治疗，但担心用热药治疗会旧病复发。类似的例子很多，但临床实践中如何避免矫枉过正，这就需要医生从整体上把握。

人体本身是一个很复杂的系统，一种药物或食物吃进去后，不同的阶段和不同的个体状态所产生的反应肯定是有区别的。就好比同样吃了辣椒，有的人出现便秘、长痤疮，而有的人则不会。同一个人在不同季节、不同地方吃辣椒，情况也不一样。所以中药离体实验的结果很难说明问题。

中药是中医治疗疾病的重要载体，所以中药的品质功效与药材的产地、采收时间、加工炮制都是密切相关的。比如说茵陈，北方有一句俗语叫"三月的茵陈四月的蒿，五月六月当柴烧"。同样是茵陈，不同时间采集是不一样的，只有在农历三月刚刚从地里长出来的，那鲜嫩的叶片和柔弱的细茎才能入药，这时称为"茵陈"；到了四月茎粗叶壮后就叫"白蒿"了，也就失去了药用价值，到五月、六月以后，长成了高近一米的植株，砍倒晾干就是烧火的柴火了。

还有一个问题：中药的使用大多是复方，而且中医方剂强调配伍和煎服法，通常是几种药物合在一起熬，这和每味药单独熬完后合在一起喝效果是不一样的。就好比煮鱼时搁几片生姜，可以祛除腥味，但是，如果把生姜和鱼分开煮，再分别吃进去，效果肯定不同。煮鱼的过程不会因为放生姜后鱼肉的化学成分发生变化，但是可以祛除腥味。如果一边喝姜汤一边吃鱼，那就是两回事。同样道理，中药如果这么用法，效果也不一样。

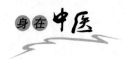

公鸡与母鸭的差别

> 既然公鸡和母鸭都是蛋白质，那为什么公鸡会啼，母鸭会游水？公鸡每天早上起来面向太阳，会啼鸣，它在性质上是属阳的；而母鸭会游水，它的性质是属阴的？

中药虽有植物药、动物药、矿物药之分，但它们都来源于自然，功效应用也应符合自然界的基本规律。因此，"取类比象"的方法也是中药常用的说理方法。比如藤类植物四处攀援，无处不到，所以，"藤通经络"，藤类药物如海风藤、络石藤、忍冬藤等可以通经络治关节痛；蝉蜕是蝉的"外衣"，蝉白天鸣叫，晚上不叫，所以蝉蜕可以解表，治疗失音、失眠；等等。这些听起来很"土"，但都是合理的，符合天地之理。

20世纪80年代初我国大部分地区医疗条件比较差，设备远远没有现在这么先进，诊断水平也没有现在这么高。记得当时医院里有一名患者，临床诊断怀疑是肝癌，但B超检查没有发现占位性病变，于是医院特地请了一位有名的西医肝病专家进行会诊，会诊后确诊是肝癌。当时患者家属听说亲人得了肝癌非常难过，就询问会诊的专家，患者在日常生活中要注意什么。医生告诉他们，尽量让患者保持愉快的心情，反正都到了这份上了，他想吃什么就给他吃什么。旁边一位老中医连忙说："那不行，有一些东西不能吃。比如吃一些母鸭可以，公鸡不能吃，还有一些容易'动风动血'的食物也不要吃，因为肝阴肝血常不足，肝气肝阳常有余。"家属不理解地问道："公鸡和母鸭还不是一样，都是蛋白质，为什么说公鸡不能吃，母鸭就能吃？"老中医非常严肃地说："既然公鸡和母鸭都是蛋白质，那为什么公鸡会啼，母

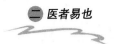

鸭会游水？"这个回答有几分诙谐，但实际含义却很深刻。因为公鸡每天早上起来面向太阳，会啼鸣，它在性质上是属阳的；而母鸭会游水，它的性质是属阴的。对于一个病人来说，根据他身体的状况和疾病的阴阳属性，讲究饮食的宜忌并不是没有道理的。这也是中医学的特色之一。

三

用药如兵

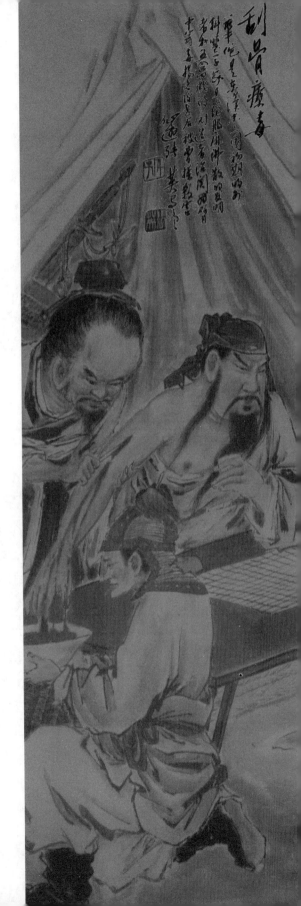

　　清代名医徐大椿所著的《医学源流论》中，有一篇"用药如用兵论"，说的是治病和用兵是一样的道理。"古人好服食者，必有奇疾，犹之好战者，必有奇殃。是故兵之设也以除暴，不得已而后兴；药之设也以攻疾，亦不得已而后用，其道同也""孙武子十三篇，治病之法尽之矣"。病邪好比是敌人，药物好比是士兵，治病如同打仗。首先我们要知道疾病的病位和病性，也就是辨证的过程，兵法上叫"知彼"；同时还要知道每味药的药性，就像将军了解自己的士兵一样，兵法上叫"知己"；在这样的思想指导下用药，就能获得良效，兵法上叫"百战不殆"。

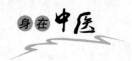

西医"开药"，中医"开方"

> 中医组方的基本理论叫做"君臣佐使"，就如同打仗需要调兵遣将、排兵布阵。简单地说，就是针对病证的主次选择相应的方药，根据药物在方中的作用将其分别称为君、臣、佐、使。

中医"望、闻、问、切"收集的信息就是症状，症状只是表象，如果我们只根据症状来用药，而不辨证，就无法了解疾病的病位、病性，就如用兵不知敌之确切所在、敌之数量多少、敌之勇怯如何等，胜利的可能只有一半。辨证就像破案，症状只是线索，线索有真有假，有全有略，好的侦探只要找到一些片断，就能把线索一个个串联起来，整个案件就可以告破。辨证也一样，面对错综复杂的临床表现，好的医生能够从中抓住几个要点，从而作出准确的判断，然后，根据辨证结果遣方用药，故能效如桴鼓。

许多人知道学中医要背汤头歌诀，但不知道为什么？因为方剂是中医治病的最主要手段，尽管一张处方中的药物可能有多有少，但大多数是以"方"的形式出现的，所以，中医把处方的过程称为"开方"而不叫做"开药"。每一味中药都有性味、功效、归经等，这是治病的基础，所谓"药有个性之特长，方有合群之妙用"。方剂是在单方专药治病的基础上逐步形成的，是由简到繁的过程，更重要的是药物经过配伍，能够增强疗效。随证合药能够适应病情需要，同时还可以监制药物的烈性或毒性。因此，相对于单药、专药的应用，方剂是一个很大的进步。我们现在所学的方剂大多是经过历代医家长期应用并证明有效的，体现了古人的智慧和整体辨证思维。

有人认为，中医之所以应用复方治病是因为对各个药物的有效成分和作用靶点不明确，其实不然，这是由中医的理论所决定的。大家可能会发现，西医学在药物有效成分和作用靶点越来越明确的今天，各种药物合用的现象却越来越复杂。一个朋友告诉我，他一餐要吃30颗药片，其中降压药3~5颗，调脂药2~3颗，降糖药2~3颗，抗血小板聚集药2~3颗……再加上保肝药、护胃药等。药是吃了，指标也都接近"正常"，但是，人整天晕乎乎的，难以坚持正常工作。他说，服药的感觉比生病更难过！虽然类似的病例越来越多，以至于大部分的患者和医生都习以为常，但它至少可以告诉我们一个道理：人体是一个整体，靠"有效成分"并不能真正解决"人"的问题。即使把各种"有效成分"组合起来，效果也并不理想，副作用更加突出。所以西药的合用与中药的配伍是截然不同的，前者只是根据对抗的原理进行叠加，而后者则根据"理""法"的指导选方用药或选药组方，中医把"方"称为"阵"。

中医组方的基本理论叫作"君臣佐使"，就如同打仗需要调兵遣将、排兵布阵。简单地说，就是针对病证的主次选择相应的方药，根据药物在方中的作用将其分别称为君、臣、佐、使。君药是起主要治疗作用的药物，在一个方中，君药是首要的、不可缺少的；臣药和佐药的作用是辅助君药；使药的作用是调和方中诸药。四者各司其职。如治疗脾胃气虚的"四君子汤"由人参、白术、茯苓和甘草4味药组成，主要功效是补益脾气。其中人参具有良好的补气、健脾作用，所以是君药；白术健脾燥湿但补气力较弱，效果不如人参，所以是臣药；茯苓渗湿同时能健脾安神，故方中佐以茯苓则健脾作用更强；甘草能协同上药的补气作用，又能调和其他几味药的作用，就是使药。可见同一方中不同药物的作用和地位是不同的。而同一药物在不同方中的作用也可能不同，例如：甘草在大多数方中是使药，主要作用是调和诸药，但在"炙甘草汤"中它就是君药，主要作用是甘温益气、缓急养心。所以，中医方剂发挥的是整体的功能，而非个体的作用，一个方的功效绝不是单味药物功效的简单叠加。中医治病的基本原则是"调整阴阳，以平为期"，主要针对疾病发生的病因病机，也就是"证"，再根据"证"来制定治疗的法则即"治则治法"，然后根据治法选择相应的方药，从而达到治疗效果。简而言之，有是证用是方，有是方用是药，讲究的是法要对证，因法选方，这就叫理法方药一致。有了方就形成了"阵"，布好"阵"还应根据形势的发展变化而调整阵容。因此，中医看病要因时、因地、因人制宜，处方中的药物也要根据病情的变化不断加减，有时还需要投石问路以观之，这与兵家讲究"天时地利人和"是一样的道理。记得李可老中医在治疗阴寒内盛的假阳证患者时，就嘱患者将熬好的四逆汤放在冰箱里晾凉了后再喝，他说实际上冰镇的四逆汤过了中焦后就发挥热的作用，这招不就是兵法所说的"瞒天过海"吗？

但是，现在有些中医师治病不讲理法方药、君臣佐使，讲的是"药理作用""有效成分"，什么"板蓝根、大青叶抗病毒""鱼腥草、蒲公英抗感染""黄芪提高免疫力""丹参、川芎改善微循环"等。挺吓唬人的，但是这么一个用法那些药已不再是中药，至少不是一个真正中医眼中的中药了！有一个很常用的"中成药"，说明书上写的功效是"清热解毒"，主治是"风热感冒"，理由就是，清热解毒药能够抗病毒，而感冒是病毒引起的。

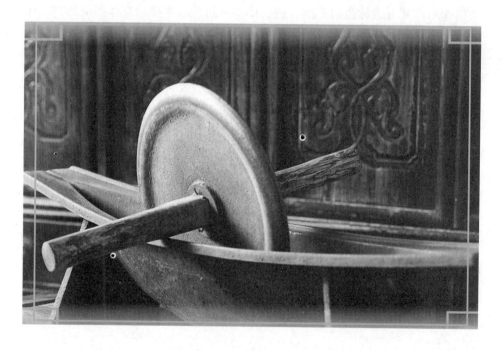

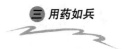

虽然驴唇不对马嘴，却竟然行销全国！严格地说，只有"辛凉解表"或"疏散风热"才能治疗"风热感冒"，而"清热解毒"主治的病证是"热毒炽盛"，这在中医来说是常识，遗憾的是类似的说明书已经越来越多了，这还能算是中药吗？

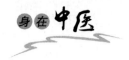

打蚊子的智慧

> 在蚊子进入之前先把蚊帐放好，这是"固表"的方法；如果蚊子已经跑进帐内，只好用驱赶的办法，这在中医叫"发散解表，驱邪外出"；剩下个别蚊子，就将其消灭，这就是"清里"。

　　人们不禁会问：中医理论指导下的中药治病不讲药物的"有效成分"，那究竟讲什么呢？我们如果把人体比喻成一个社会系统，生病就好比这个社会系统里面出现的一些不和谐的现象，那么中医怎么治病呢？就是通过各种方法使原来不和谐的变为和谐。比如说癌症，癌细胞就像这个社会系统里面出现的几个"坏人"，如果在早期病变范围很小的时候将他们消灭，就可能起到"震慑"的作用，从而使这个问题得到解决。但是，当"坏人"不断增多，也就是癌症病变的范围不断增大并到处扩散的时候，如果仅仅采用消灭的方法肯定解决不了问题。因为把"坏人"杀掉的同时，也要把可能变坏的人也一起杀掉。更糟糕的是，我们并不知道哪些人可能变坏，不客气地说这种对抗的方法和古代"株连九族"的做法没什么两样。比较高明的做法是改变使人变坏的环境，由于失去了"作恶"的土壤，就可能使原先可能变坏的人不变坏。当然更理想的做法仍然是改变环境，让少部分已经变坏的人慢慢变好，这就是中医治病的基本理念。可见，中医治疗癌症采取的不是一种对抗的方法，因为用对抗的方法不仅不能从根本上解决癌症的问题，而且也不符合中医整体观念和辨证思维。所以，在科研中如果把注意力集中在中药抗癌，促进癌细胞凋亡等方面，可能会为新的抗癌药物的发现提供一些思路，

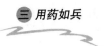

但已经偏离了中医理论初衷，发挥中医药优势就成了一句空话。

我们还可以把治病比作打蚊子。西医通常采取的方法是有针对性地一个一个地打，或者用杀虫剂把蚊子消灭干净，从一定意义上说也是"治本"的方法，但问题是消灭后蚊子还会再来，而且还可能因为杀虫剂的大量使用使环境受到破坏。而中医主要采取打扫卫生、除草或养青蛙等措施，改变蚊子生长的环境，这也是"治本"的方法。哪一种方法更高明，其实一说就明白了。为了对付蚊虫的侵扰，中医还经常用蚊帐或驱赶的办法，使用蚊帐时机很重要，在蚊子进入之前先把蚊帐放好，这是"固表"的方法；但是，如果蚊子已经跑进帐内，只好用驱赶的办法，这在中医叫"发散解表，驱邪外出"；剩下个别蚊子，就将其消灭，这就是"清里"。可见，从对付蚊子的角度来说，最好是没有蚊子，有了蚊子最好是不让蚊子进蚊帐，进了蚊帐就尽量赶走，赶不走再将它打死。站在中医思维的角度，这种理念首先是固护正气，使外邪不会侵犯人体，一旦外邪侵犯人体后，把病邪驱赶出去比把病邪留在体内更理想。这种扶正祛邪的方法贯穿于临床诊疗的全过程，如果忽略了这一点，就可能把注意力集中在研制一种高效的方法或是针对某一种疾病的特效药物上，岂不相当于研究哪一种蚊帐最有效，或蚊帐的有效部位在哪里吗？

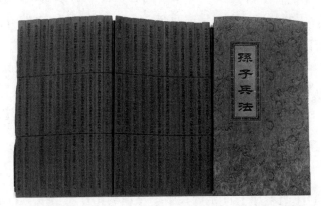

《孙子兵法》：作者为春秋末年的齐国人孙武（字长卿）。该书是我国古代流传下来的最早、最完整、最著名的军事著作，在中国军事史上占有重要的地位，其军事思想对中国历代军事家、政治家、思想家产生了非常深远的影响，被译成日、英、法、德、俄等十几种文字，在世界各地广为流传，享有"兵学圣典"的美誉。

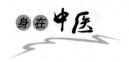

老外的疑惑

日本科学家至今也想不出，1800年前张仲景是用什么方法找到了这样最佳的药物组合和剂量比例。

中医药防治糖尿病也是一个热门话题。血糖异常升高是糖尿病的一个重要临床指征。过去有许多的研究报道发现，白虎加人参汤（组成：石膏、知母、人参、粳米、甘草）治疗糖尿病有显著疗效。为了"证明"这一点，日本科学家用白虎加人参汤给患糖尿病的动物口服，结果发现有很好的降血糖效果。于是对方中的药物逐一进行研究，开始时认为，粳米是碳水化合物，甘草带有甜味，石膏不溶于水，所以，先对知母和人参单独进行研究，发现这两个药有轻微的降血糖效果。于是他们想，整个方子的降血糖作用可能是知母和人参合用的结果，事实是这两个药合用之后，并不能提高降血糖的作用。然后他们就调整知母和人参之间的剂量比例，发现把人参、知母剂量加大之后，降糖作用不仅不提高反而下降了。把知母和人参两个药放在一起，加入石膏，发现降血糖作用提高了，再分别加入粳米、甘草后，降糖作用又进一步提高。更令人惊奇的是，按原方的剂量比例配伍，降糖的效果最佳。日本科学家至今也想不出，1800年前张仲景是用什么方法找到了这样最佳的药物组合和剂量比例。

又如1955年石家庄一带流行乙脑，用西药治疗不奏效。石家庄老中医郭可明先生提出用白虎汤治疗，取得了很好的疗效，使疫情很快得到控制，并向全国推广。当时苏联专家不相信，因为石膏不溶于水，且实验证明其没有退热或抗病毒作用，知母、粳米、甘草同样没有退热和抗病毒作用，但是

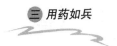

临床实践证明，使用中药之后，重症病人的死亡率、中枢神经严重损伤后遗症发生率，均大大低于西医治疗。1956年，北京又有乙脑流行，医务人员一看是乙脑，立刻就想到用白虎汤，但效果并不理想。此事得到周恩来总理的高度重视，请来了四川名医蒲辅周亲临现场指导。蒲老认为：石家庄与北京的乙脑虽同在暑季，但1955年石家庄久晴无雨，燥火当令，阳明内热，属暑温，用白虎汤清热泻火，当然有效；而1956年北京雨水较多，天气湿热，多兼有湿邪，属湿温。如果不加辨别，而沿用清凉苦寒药物，就会出现湿遏热伏，不仅高热不退，反会加重病情。于是改用通阳利湿法，采用宣解湿热和芳香化浊的药物，效果立竿见影，不少危重病人转危为安，乙脑很快得到平息。通过这两个例子，我们不妨想一想，白虎汤没有抗病毒的有效成分，为什么能治疗乙脑呢？反之，假设白虎汤能够抗乙脑病毒，为什么第二年在北京地区无效呢？所以，简单地通过每味中药的有效成分来研究方剂的方法，已经过许多实践证明是不可行的，但是，这样的研究思路却始终为一部分人所追捧。当然从西医的角度看，从天然药物中提取一些有效成分进行研究是现代药物开发的趋势之一，但这与中医、中药研究是两回事。有的专家指出："这是研究中药，不是中药研究。"因为用这种方法可能会发现一些像黄连素、青蒿素一样的新药，却永远出不了像白虎汤、桂枝汤这样的名方。

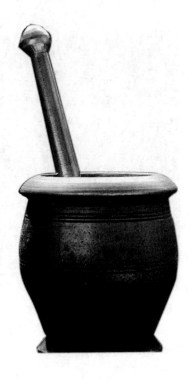

现代人不一定能理解，用寻找有效成分的方法研究中药究竟错在哪里？近来有人将中医的处方中每味药物的主要有效成分提取出来组成一个药方进行研究，例如：有人研究半夏泻心汤，不是按原方的配伍进行研究，而是将方中半夏、黄连、黄芩等的有效成分拿来组成一个处方进行研究；也有人通过中药含药血清的离体实验进行研究。这样给人的感觉是比较准确，比较符合现代科学实验的规范，初看起来，似乎有些道理，但细想来这种方法组成的"方"与真正中医的处方到底是不是一样，不言而喻。

在中药的使用方面，中医还十分讲究药物的煎服法，包括火候、煎煮方法、服药时间等。清代名医徐大椿曾记载一医案，说的是曾经诊治一痰热壅盛兼脾肺气虚的喘嗽患者，他开了一剂清热化痰的中药，嘱患者先将药煎好之后，服药的同时嚼一小块人参，果然药到病除。过了一段时间患者病情复发，恰逢徐大椿外出，只好请另一医生诊治。这位医生诊过之后，认为徐大椿原来开的方仍然对证，建议服原方，只是觉得人参嚼服不合常规，于是要求将参切片与药同煎。结果服后喘嗽更甚，病情加重。正好徐大椿回来，一看辨证无误，还是原方按第一次的方法服用，结果喘嗽立平。患者觉得好奇，请教徐大椿为什么同证、同方，不同服法效果迥异。徐大椿说，气虚为本，痰热为标，急则治标，缓则治本，人参嚼服吸收比较慢，汤药取效较快，首先清痰热，然后补气故能获得良效；如果人参与药同煎因"气有余便是火"，痰热未清同时补气而致痰火愈盛。所以中药的煎服法是很重要的。

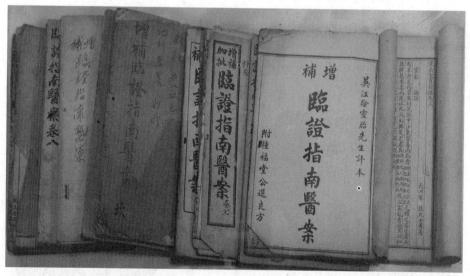

《临证指南医案》：又称《临证指南》，共十卷，是清代名医叶天士撰写的医案著作，叶氏门人华岫云等整理。其中温病医案颇多，体现了叶氏的辨证思想，以及汗、清、透、凉、散诸法先后缓急的施治原则。

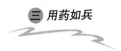

科学指导下的"不科学"结果

现代的中医临床报道虽然"很科学"，但缺乏实际的临床指导价值。

我们虽然强调可重复性是现代科学实验的重要特征，但中医和西医不同。西医往往是一种模式或一个治疗方案针对一种病，而后形成规范、指南，一个指南可以用于一个国家或地区，甚至全世界。中医强调辨证，而证是不断变化的，所以药也要变化，因此中医的精华有时也体现在它的不可重复性上。诸葛亮设空城计，司马懿认为"亮平生谨慎，从不弄险"，而诸葛亮也正是因为了解司马懿的心理而大胆设下空城计。可以肯定，倘若诸葛亮第二次设下空城计则必死无疑，所以空城计是不可重复的，因为条件环境发生了变化。但我们不能因为空城计的不可重复性而否认它的价值，关键的问题是它为我们提供了解决问题的思路。为什么在战争史上常常有以少胜多的案例？原因就在于它不是建立在简单重复的基础上的，这就是兵法上讲的"用计"。

现代的中医临床报道、研究结果甚至各种各样的获奖成果，虽然都是在科学理论指导下，经过严格的统计学处理而得出的，但却缺乏实际的临床指导价值。类似于"×××方治疗××病的临床观察""××病用×××方治疗"的文章汗牛充栋，但是，解决了什么问题？实际上，什么问题也没有解决。有些文章中观察组用的是某中医的方法配合西医的常规治疗方法，对照组用的是单纯西医的常规治疗方法，目的是证明中医的方法有效，这类课题设计本身就有问题，但是，许多人一直乐此不疲。我的同事们经常抱怨，现

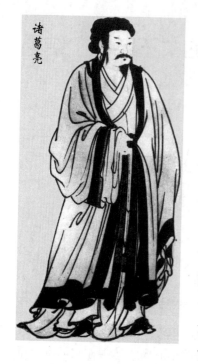

诸葛亮

在杂志这么多，实在没什么可读性，还不如过去的医案，如《名医类案》《临证指南医案》等，虽然是个案总结，但能启发我们的思维，为我们解决临床问题提供思路。

我曾经遇见一位学长，他研究一种治疗冠心病、心绞痛的中药复方气雾剂，用的是活血化瘀方药（包括丹参、红花等），结论是该气雾剂的疗效可以与硝酸甘油媲美。我笑着问他："如果令尊大人得了心绞痛，你是用这种气雾剂还是用硝酸甘油？"他说："还是用硝酸甘油。"我又问道："为什么？"他说："因为气雾剂的疗效不稳定，现在正在改进工艺。"我告诉他："你的思路可能有问题！"

首先应当明确这种成药是否为中药制剂，如果是，总有效率就不可能太高。因为，胸痹（根据冠心病的临床表现，暂且把冠心病当作胸痹）至少可以分为血瘀、痰凝、气滞、寒凝、阳虚等五种不同的证型。丹参、红花具有活血化瘀的作用，假设它对血瘀型冠心病的有效率是100%，但是对其他证型的效果可能不好，这样一算，对所有冠心病的总体有效率也只有20%或30%而已。当然，胸痹的基本病机是胸阳不振、心脉痹阻，心主血脉，既然心脉痹阻是共同的特征，其他证型也可能存在血瘀的病机，但不是每个证型的主要矛盾，所以单纯用活血化瘀药的总有效率不可能太高。如果非得说有效率很高，那只能造假。反过来说，丹参、红花除了治疗冠心病以外，对其他疾病如胃炎、肾炎在出现血瘀证时也是有效的，因此，我们不能以丹参治疗冠心病有效率高低来判断它的价值，更不能用"能治什么病"或者"治疗某种病的有效率"来评价中药。这是理论基础和认识角度的差异，如果单单从这个角度来评价中医药有没有价值，本身就不符合中医的理论和思维规律。

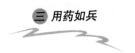

妙在"少许"

> 中、西医学体系不同，虽然中医学也重视临床证据，强调以人为本，但更注重个体之间的差异以及人与自然的关系，强调标本兼顾。

前面说过，现在有人提倡中医药研究应遵循"循证医学"的原则。所谓"循证医学"（Evidence-Based Medicine），就是以证据为基础的医学，要求慎重、准确、明智地应用当前所能获得的最好的研究证据，同时结合临床医师的专业技能和多年的临床经验，考虑病人的价值和愿望，将三者完美地结合起来，制定针对每个人最佳的治疗方案。"循证医学"强调随机对照试验对评价健康服务效果的重要性，强调以预后终点为评价指标，以患者为核心，系统全面搜集证据，对于临床、科研乃至医学的发展都有十分重要的意义。但是中、西医学体系不同，虽然中医学也重视临床证据，强调以人为本，但更注重个体之间的差异以及人与自然的关系，强调标本兼顾。因此，如果简单地套用"循证医学"的方法研究中医就会发现很多问题。比如医圣张仲景的《伤寒论》共有113首方，为历代医家所推崇，被尊为经方，至今仍广泛用于临床各科，尽管这些经方没有一首是符合循证医学研究原则的，但却能够流传千古！相反，现代应用循证医学的方法研究出来的哪一个方可以与张仲景的经方相提并论？即使今天我们把《伤寒论》的任意一首方遵照循证医学的原则进行研究，也肯定不会有结果。这并不是循证医学的方法有问题，也不是研究单位实力、经费投入多少、协作单位水平的问题，而是因为中、西医的思维模式有区别，方法选择的错误必然导致结果的偏差。因此，

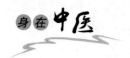

在中医药研究中，如果机械地套用循证医学的方法，最终中医就成了"四不像"。

东西方的文化背景不同，决定了思维模式的差异。这种差异可以说是与生俱来的。无论是在古希腊或是欧洲其他国家，从维纳斯到文艺复兴时期的许多作品，人体准确的结构和比例所表达出来的"写实"的艺术形式，都足以体现艺术家坚实的解剖学基础。而中国的国画更多的是立足于"写意"的表达形式，画家可以用寥寥数笔勾画出飘动的衣袖，来表达人物的动作、心情甚至周围环境，通过眼睛来"传神"等。再比如烹调，中餐的菜谱与西餐的菜谱也有很大的差别：西餐的菜谱中所有的步骤和配料的用量都是明确的、规范的，如"食盐×克""放入××烤箱中×分钟"等；而中餐的菜谱往往比较含糊，计量也不那么精确，如"食盐少许""料酒少许"等。乍一看会觉得，"少许"的表述和方法并不规范，也不便于重复，但是，如果仔细想一想就会发现，"少许"比固定的克数更合理，因为它可以根据不同个体对口味的不同需求、不同菜系的搭配进行必要的加减，充分体现个体化的优势。所以，中餐的厨师一定随手配有一把勺子，目的就在于通过品尝及时调整。这就是东西方思维方式的不同。

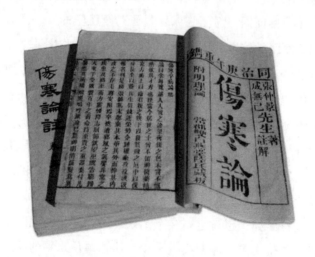

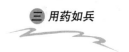

寻访回归的路

"学中医很辛苦，要背许多经典" "学中医很好，越老越值钱"。

30年前，从一所农村的中学考上大学并不容易，所以，乡亲们听说我考上中医学院时都来祝贺！一些长辈鼓励我说："好好学，学中医很辛苦，要背汤头歌诀和许多经典。"而另一些亲朋好友拍着我的肩膀说："学中医很好，越老越值钱。"相信大多数学中医的人都有类似的经历。然而，这两种说法到底对不对呢？回首自己走过的路，我觉得都有道理，但也都不全面。

对于学中医的人来说，都有一个共同经历就是背诵，背经典、背汤头歌诀等，这是一个基本功。为什么呢？因为经典是中医的精华所在。除此之外，学习经典还有另外一个重要的目的就是为了培养中医思维。记得我当年学习方剂时，正好是暑假，回家后天天背诵方歌，直背到连邻居的小孩都能跟着背诵。正是因为当初下了功夫，所以直到现在这些方剂依然朗朗上口。我们有些同学则不以为然，背诵时尽量投机取巧，几年下来不断"返工"，结果只能是事倍功半。但是，还必须说明的是，背诵的前提是理解、融会贯通，特别是现代中医的教科书如《中医基础理论》《中医诊断学》《中药学》《方剂学》等，凝聚几代中医学家的心血，这些理论的学习与背诵往往是相辅相成的，对于理解经典是很有帮助的。只有真正理解再加记忆，才能做到事半功倍，才能尽快建立中医的思维模式，否则单凭死记硬背也难成为一代名医。

医学是一门实践性很强的学问，医疗行为和疗效或多或少都有一些经验成分，中西医都是如此，所以人们看病通常喜欢找老大夫，这可能就是人们所说的"医生越老越值钱"。经验积累固然很重要，"见多方能识广"，但是，中医师的能力不完全是由时间决定的。如果回顾一下历史，就会发现，历代许多名医在他们30多岁时就已成名成家。特别值得注意的是，古代有很多名医原来就是秀才，所以，有一句老话叫做"秀才学医，笼中抓鸡"，这说明什么问题呢？

要成为一名好的中医，除了经验的积累，文化功底也很重要。现代人缺乏古人那种传统文化的氛围和对中国传统哲学思想的理解，所以接受中医理论和知识比较困难。12年的中小学教育中接受的大多是现代的科学知识，所形成的形式逻辑的思维模式和实证科学的观念已经根深蒂固。从幼儿园开始，老师要求小朋友每天洗手养成卫生观念，然后把你带去看显微镜下的细菌、寄生虫，告诉你不洗手会如何如何……到中学的生理卫生课，所讲的一切都能使每个人亲身感觉到自己身体的成长发育，这些无疑都是正确的。虽然这仅仅是认识生命规律的途径之一，但是，这种科学观念也由此教给学生一个直接的概念就是：所有的东西都必须是看得见、摸得着的，所有的推理都必须符合逻辑思维，所有的实验都必须能够重复，"一加一必须等于二"。而与此不同的是，从步入中医院校的那一刻起，学生们所接触的便是"阴阳五行""精气津液"。"阴阳五行"是看不见的，"气"也是看不见的，甚至连经络、脏腑（三焦）都是看不见的。因此对于大多数青年学

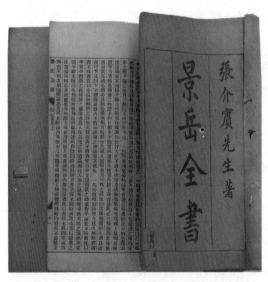

《景岳全书》，为明代杰出医学家张景岳晚年结合个人丰富的临证经验和独到深湛的理论所著，共六十四卷，载临床各科的理法方药，确是一部较完整的"全书"。

生来说，思想上的抵触可想而知，适应需要一
个过程。所以，不少中医院校的学生第一年的
学习成绩不理想，第二年渐渐进入状态，成绩
逐步提高。对学中医的人来说，只有实现了思
维模式的转变，中医思维才能形成，而这种转
变不可能仅仅依靠时间的推移自然形成，在这
个过程中如何加强中国传统文化和中医基础理
论的学习都是十分重要的。所以，学医靠的不
仅是经验和天赋，更需要有扎实的基本功。如
果想单纯靠经验，想等到"头发、胡须变白
后，自然而然成为一个名医"，无论是在过

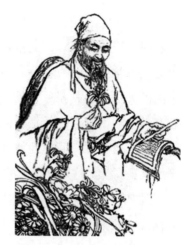

明代医家张景岳画像

去、现在，还是将来，都是行不通的。另一方面，医生经验再丰富也不可能
治疗所有的病。当面对千变万化的疾病的时候，医生的理论功底和分析判断
能力就显得十分重要。古人云："医关人命，阔天三尺。"要想成为一名好
的中医，前期的积累过程是很艰辛的。

　　古代的中医大家是如何成为一代宗师的呢？这与他们的天赋和勤奋有
关，与所处的时代背景及其深厚的文化底蕴也有直接关系。过去的中医往往
琴、棋、书、画，样样精通，有许多医学家本身就是文学家，有许多文学家
本身也是医学家。如曹雪芹的《红楼梦》、金庸的武侠小说中就有许多有关
中医的故事，从故事中可以看出，他们对中医的理解甚至超过了今天许多科
班出身的中医。明代著名医家张景岳从中年回乡行医到77岁去世，之所以在
短短的30多年时间里成为一代宗师，很大程度上缘于他深厚的易学功底。正
因如此，他能够以易理论证医理，以太极喻人体，"万物即我一心也，固医
学虽繁，我能识之执之"。倘若没有对经典的理解，又如何能领悟于创新，
又如何能有医学巨著《景岳全书》。唐代著名医家王冰所整理的《补注黄
帝内经素问》多对后世影响很大，也源于他的易学功底和他对运气学说的
钻研。

　　"中医越老越值钱"，这句话的本意是随着年龄的增长，经验就越来越

丰富，但事实上经验的积累并非与年龄成正比。要成为一名好的中医，除了通过时间积累经验外，更重要的是基本功，中医学对基本功的要求非常高。也有人说学中医的人主要靠悟性，也就是"顿悟"，但"顿悟"的形成除了个人的天资外还需要后天勤学苦练，基本功扎实了，悟性就会提高。有了悟性和基本功，剩下的就是长期的实践和不断总结。而现在我们有时把基本功这个环节忽略了，简单地认为抄一些验方，等到人老了就自然有经验了，水平也就提高了，这是个很大的误区。

比如正骨是中医的亮点之一，很多情况下中医正骨在骨伤科方面有很大的优势。大家可能看过冯骥才先生的小说《苏七块》，说的是天津正骨医生苏大夫的故事。苏大夫"张口说话，声音打胸腔出来，带着丹田气"。正因为有这样的功底，"他手下动作更是'干净麻利快'，逢到有人伤筋断骨找他来，他呢？手指一触，隔皮截肉，里头怎么回事，立时心明眼亮。忽然双手赛一对白鸟，上下翻飞，疾如闪电，只听'咔嚓咔嚓'，不等病人觉疼，断骨头就接上了。贴块膏药，上了夹板，病人回去自好。倘若再来，一准是

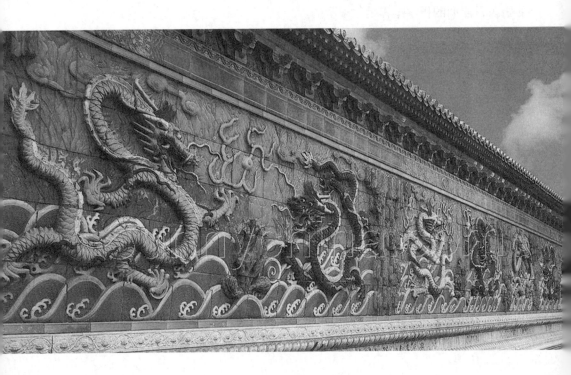

鞠大躬谢大恩送大匾来了""连洋人赛马，折胳膊断腿，也来求他"。过去没有X光，正骨靠的就是手感和手法，这些都是基本功，需要长时间的苦练和实践。在那个年代，骨折脱位的病人，主要靠手法复位，既恢复得好，又缩短时间，而且还能节省很多开支。由于骨折不仅是骨头的断裂，同时还有筋伤、内伤以及气血损伤等，所以，相对于石膏固定，采用中医手法复位后再用夹板固定，这是一种动静结合的方法，有利于病人早期功能锻炼，促进气血运行，提高骨折愈合质量。然而，现在大多数骨折患者到医院就诊，医生一般都采用内固定的方法。这种方法当然有许多优点，如复位准确，能迅速帮助骨折部位解剖结构的重建等，且利于病人早期活动。缺点是受伤之后需要手术，用钢板、螺丝钉进行固定，哪怕是闭合性骨折。但钢板、螺丝钉对于机体来说毕竟是个异物，所以，骨折愈合后还得把这些异物取出来，这样病人需要第二次开刀。我们不妨想一想，对于大部分骨折患者来说，究竟是手术固定的方法还是正骨手法优势更明显呢？不言而喻。可惜的是，现在医院里用手法治疗骨折的越来越少了，原因固然是多方面的，从技术层面上说最重要的是掌握正骨技术的人已经不多了，哪怕是中医骨伤科专业的毕业生面对骨折的患者，想到的也只有外科手术。近来，经常有学生家长打电话问我，"我儿子学的是中医骨伤专业，他以后到医院工作能不能上手术台"，却没有一个家长是关心儿子是否掌握了正骨手法的，至少到目前为止！当然，还有一些其他因素，有一位校友对我说："不是我不懂正骨手法，更不是我不想用手法，我害怕负不起法律责任！所以，明知道有些手法很好用，也只敢在自己人身上用。"的确，中医强调的是功能复位，如果手法整复后解剖复位达不到100%，即使功能恢复到100%，医生可能还要承担相应的法律责任。相反的，只要手术实现了解剖复位，即使功能没有恢复，也就没人过问了。这样一来，中医正骨手法必然渐渐被人们遗忘，离我们远去，又如何能够得以传承？

另外，手法讲的是"心、气、力"三位一体。它的传承一定要靠手把手地教学，在临床实践中不断体会，才能心手合一。手法很难通过录像或者录音，更不可能通过书本传授，即使看上一百遍，没有亲手做过，还是不会做。在我们上学的那个年代，教我们正骨手法的老师，绝大部分亲手做过，至少在临床上见过；而现在教正骨手法的老师绝大部分没有做过，有的甚至没有见过，所以培养出来的学生大多只能纸上谈兵。照此下去，这门技术迟早是要失传的，许多绝招就是这样消失的！

四

司外揣内

四诊即"望、闻、问、切"，是中医收集临床资料的方法。为什么通过四诊能够了解病情呢？其基本原理是"司外揣内"。《内经》说"有诸内必形诸外"，意思是说人体内部的病理变化必然在外部有所反映，通过观察外部的现象可以了解内在的病理变化，就好比日月之投影、水镜之照形，击鼓之有声。从某种意义上说，这种方法带有很大的经验成分和主观成分，缺乏客观指标和量化依据，但这恰恰是中医诊断的长处和优势。

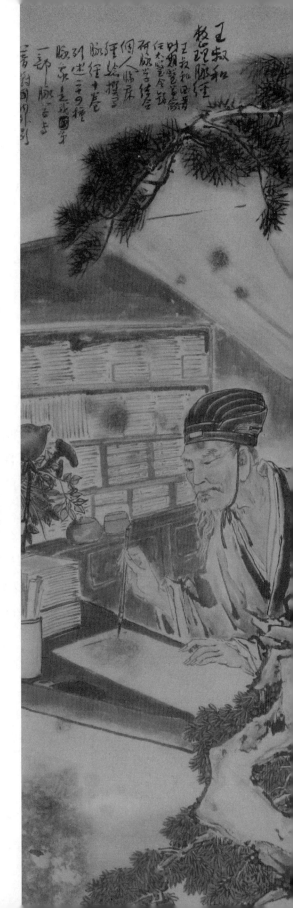

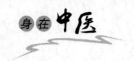

中医是个好瓜农

买西瓜最重要的是挑到一个好瓜，这个挑瓜的过程和中医诊断十分相似。

朱清时院士有一个非常形象的比喻，就是把中医四诊比喻成买西瓜。买西瓜最重要的是挑到一个好瓜，怎么知道这是一个好瓜呢？首先要对瓜进行判断，这个判断的过程和中医诊断十分相似。第一个要知道的是哪里出的西瓜？这是问诊。如卖哈密瓜的人肯定不会说我这是地道的福州哈密瓜，肯定都要说是新疆哈密瓜，因为新疆的哈密瓜好吃、名气大，这是地理气候等环境条件使然，中药讲究道地药材，也是这个道理。第二个问题是，从外观上观察西瓜什么样子，包括瓜藤怎么样，瓜的外形、色泽、纹路等，就是望诊。然后再将瓜托起来看一下，敲一敲，这是切诊，或者闻一闻、听一听，这是闻诊。掌握了这些方法就可能买到好西瓜。

当然，为了挑到一个好瓜，最准确、最可靠的方法是把它切开，然后尝一下，甜的就是好的西瓜，不甜的就是不好的西瓜，这是绝对准确的方法。还有更科学的方法就是切开后研究西瓜的成分如糖、水、维生素等的含量，这样就有了量化的指标。但实际上，人们买西瓜没有这样的买法，也没有这样的卖法。假如每个西瓜都挖开尝一口才决定买或不买（过去曾有过这样的事，就是每个西瓜都要挖一个窟窿尝一下甜不甜），肯定是行不通的，因为你把西瓜的整体性破坏了，这个西瓜已经不再是原来的西瓜了。所以，买西瓜要先学会挑瓜。

中医诊病就像挑西瓜，用的手段是望闻问切。买西瓜的结果有两种，一种是如愿地买到了好瓜，说明你掌握了这门技术；另一种是挑了半天买回去却发现是个生瓜，这是因为你的诊断水平不行。有的人很善于挑瓜，比如种瓜的农民虽没读过多少书但是挑得很准，而农业大学的博士、教授去买西瓜却未必能挑到好瓜。为什么？这就是实践经验的积累，是长期观察的结果。同样是挑瓜的行家，所采用的方法也有差别，有的人可能是全面观察整个西瓜，有的人可能只是观察西瓜的某一点就知道好坏，这就是抓住主要矛盾。正如仲景所说，"伤寒中风，有柴胡证，但见一证便是，不必悉具"。但是，对于初学者，应强调全面掌握信息，只有这样才能做出准确的判断。

有了第一次失败的经历，通过学习和训练，第二次买西瓜就可能挑到好瓜。为什么？因为不断实践，熟能生巧。仔细想想，中医四诊的过程实际上和挑瓜的道理是一模一样的。这种方法是不是已经过时了呢？相信到目前为止，没有人会认为这种挑西瓜的方法比切开尝一尝的方法落后，甚至可以预计一百年、两百年后人们依然是这么挑西瓜的！明白

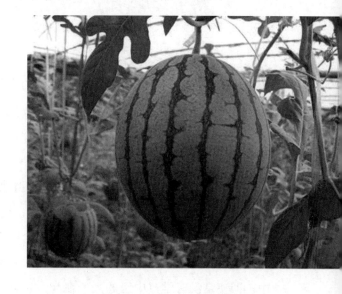

了这个道理之后，我们就很容易理解，为什么通过观察外部的表现能够了解人体内部的病理变化。中医学把这种方法称为"司外揣内""揆度奇恒"。人生病之后在外部的征象上一定会有所表现，这种表现在不同的个体、不同的环境是不一样的，用单一的方法很难全面了解，因此，需要四诊合参。同样道理，买西瓜的时候通常也要认真地看一看、拍一拍、听一听、闻一闻，而不是匆匆地拿起来拍一下就走。当然，这种情况也有，那是技术特别高明，我们称之为"顿悟"。

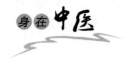

望而知之谓之神

> 通常情况下，一个合格的中医师，当他的目光与病人短暂接触时，就应对病人的健康状态有一个初步的印象，这就是"一会即觉"或"以神会神"，这也是医生的基本功。

中医历来强调四诊合参，那么四诊的作用和地位如何呢？古人将望诊列为四诊之首，认为是最重要的，所以叫做"望而知之谓之神"。"扁鹊见齐桓公"的故事家喻户晓。扁鹊初见齐桓公时只看一眼就知道齐桓公有病，他凭的是什么？凭的就是他望诊的功力。

通常情况下，一个合格的中医师，当他的目光与病人短暂接触时，就应对病人的健康状态有一个初步的印象，这就是"一会即觉"或"以神会神"，这也是医生的基本功。例如：一个体格很健壮的人来看病，一般来说虚证较少，肥胖的人可能痰湿较盛，瘦人可能阴虚火旺多见等。在日常生活中，即使是没有学过中医的人，在与人接触的时候也能感觉到对方"身体很好""气色很好"，这实际上就是望神。可惜的是，我们现在很多医生（也包括教师）把这一点忽略了。

记得有一次，我们在一起讨论望诊问题的时候，有的老师说现在望诊不方便，除了脸部和衣服之外，其他的什么都看不见。我很认真地对他说："哪怕脸都看不见，你也可以对患者的健康状态有大致的了解。"比如说一位病人从我们边上走过，从外形、步态大致上可以判断男女老少（男扮女装的，那是极个别的）；有的人走路时驼着背、弯着腰，有的人走路时雄赳赳、气昂昂，由此大致可以推断他当前的身体状态如何；还有的人走路悠闲自在，有的人却形色匆匆，由此也大致可以揣摩他的心情如何，等等。另外，从人的基本体态还可以联想到一些问题，如坐而喜仰，卧而面向外，仰面掷足，喜冷，不喜加衣被，烦躁多动等一般都是热证、实证；而坐而喜伏，卧而面向内，蜷缩成团，喜暖，喜加衣被，喜静等一般是寒证、虚证。这就是望诊。

可是，现在中医临床的望诊中除了舌诊以外，其他的内容也基本被忽略了，这样诊病是很危险的。如何提高学生的望诊水平呢？最有效的办法是多看、多练。在望诊技能的训练中，除了临床见习之外，我们通常采用的方法是，把学生带到人群比较集中的地方，引导学生观察不同人的神、色、形、态；或者在模拟训练的过程中，让若干名志愿者排成一列，其他同学通过观察比较来判断哪一个同学面色最黑，哪一个同学面色最白，哪一个同学眼眶周围最黑，哪一个同学面色最有光泽，等等。实践证明，这种"见微知著"和"以常衡变"的方法能够不断提高学生的望诊意识，增加他们对望诊的感性认识。

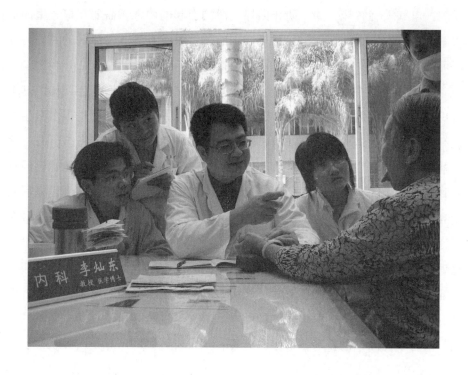

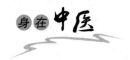

闻而知之谓之圣

> 门诊时，听到有些患者在一旁叹气，可是很多医生并没有意识到这就是"太息"。

闻诊包括听和嗅，是医生利用听觉和嗅觉诊察疾病的方法，"闻而知之谓之圣"，可见闻诊也是非常重要的。其实，听觉和嗅觉是人类认识世界的重要途径，人在睡觉或休息的时候，眼睛可以闭上，但鼻子和耳朵从来没有停止工作，所以，几乎所有的叫醒服务如闹钟、电话等，都是通过声音来实现的。煤气没有气味，为了防止因煤气泄漏引起的中毒，需要在煤气里面加入一些有特殊气味的气体，目的是在别的器官没有发现煤气泄漏的时候，鼻子可以首先嗅到这种特殊气味，这就是闻诊。

但是，现代中医临床把它们忽略了。久而久之，有些医生连闻诊的基本意识都没有了。例如：门诊时，听到有些患者在一旁叹气，可是很多医生并没有意识到这就是"太息"。有一次，我参加学生的临床技能考核，有一考生抽到的是一位"慢支、肺气肿、肺心病"的住院患者，因为事先她已经打听到这位患者的西医病名诊断，所以觉得患者应有咳嗽的症状，于是先后问了3次："你有没有咳嗽？"患者都回答："没有咳嗽。"实际上这位患者在说话的时候不时伴有轻微的"咳、咳"的声音。可惜我们这位学生始终没有意识到这种"咳、咳"的声音就是咳嗽。问题出在哪儿呢？一是作为常年咳嗽的患者，入院治疗几天后咳嗽已经缓解，所以他不知道到这种偶尔的、轻微的"咳、咳"是不是医生想问的咳嗽。其次是这位学生没有养成闻诊的习惯，没有掌握闻诊的技巧，似乎只有患者亲口告诉她的才算是"症状"。这样采集的信息必然是不全面的，对诊断来说就可能产生误诊。早在东汉时期医圣张仲景在《伤寒杂病论》中就告诫我们"观今世之医，不念思求经旨，以演其所知……省疾问病，务在口给，相对斯须，便处汤药"。

有的医生一提到闻诊，总觉得"闻诊不准确"，没有意义。事实上，闻诊可以为诊断提供十分重要的依据，有时还可能是诊断的关键。比如听觉，当有人给你打电话的时候，即使是陌生人，但通过电话你仍然可以大致知道对方是男的、女的、老的、少的，有没有急事，他现在说话有没有底气，甚至是不是生病了；等等。这些问题即便是一个没有学过中医的人尚且能够作出判断，何况经过系统专业训练的中医师，难道不应该从中得到一些信息吗？现在的人有时候过多依赖仪器设备，但有很多信息实际上并不需要通过仪器检查。例如，在没有条件检测肺活量的情况下，我们可以通过听患者的说话和呼吸声音初步判断患者的肺功能情况。在临床辨证过程中，患者的咳嗽、呕吐、嗳气的声音有高低强弱的不同，对辨别寒热虚实有重要意义。如咳嗽声音洪亮的一般是实证，声音低微的一般是虚证，咳嗽音调高亢的一般是热证，音调低沉的一般是寒证，这些通过闻诊我们大致上也可以判断出来，为辨证提供依据。

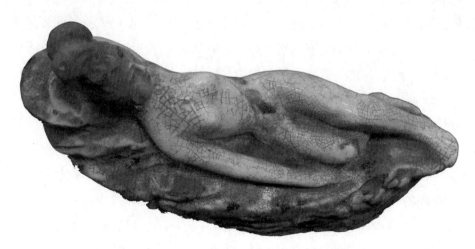

仿唐三彩妇科诊断模型：古代医生诊病时，由于不能接触女性患者的身体，于是用此模型，让其指示患处，以帮助诊断。

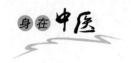

问而知之谓之工

现在看中医，很少听到医生询问患者的居住环境、生活条件、饮食习惯等，而这些对于辨证诊断是十分重要的！

问诊是医生通过询问患者或陪诊者，以了解疾病信息及有关情况的方法。在很多情况下，如疾病发生、发展及治疗经过，患者的自觉症状、既往病史、生活习惯、饮食嗜好等，只有通过问诊才能获得。尤其是某些疾病，患者没有客观体征，仅有自觉症状时，如头重、胸闷、恶心、口干等，只有通过问诊，才能抓住线索。再举一个很简单的例子，疼痛是一个十分常见的症状，除了比较剧烈的疼痛，如头痛病人可能会皱眉或双手捧头，腹痛病人可能会以手护腹等。大多数情况下，疼痛都只是病人的自我感觉，也只有通过问诊才能了解。所以，正确的问诊能够为诊断提供可靠的依据。此外，通过问诊还可了解患者的思想动态，必要时能及时进行开导，这也有助于疾病的诊断和治疗。诚如《素问·徵四失论》所说："诊病不问其始，忧患饮食之失节，起居之过度，或伤于毒，不先言此，卒持寸口，何病能中。"尤其是对于初学者来说，问诊确实很重要。《难经》说"问而知之谓之工"，问诊是医生收集临床资料的一个基本方法，所以称之为"工"。当然，单凭问诊是不能了解全面信息的，因为疾病的某些临床表现如舌脉等，患者是难以自我判断的。

但是，我们也应当看到，由于问诊是一问一答，相对来说比较简单，容易做到，因此，现在有很多医生只知道通过问诊了解疾病的信息，而忽略了望诊、闻诊和切诊，有的医生甚至是拿着化验单，根据化验单提示的信息猜测患者可能有什么病，可能有哪些症状，然后简单地问几句就匆忙作出诊断，而且这种现象越来越普遍，这些无疑都是错误的。如何更好地发挥问诊的诊断作用呢？关键是要尽量做到全面、规范、准确。

所谓"全面"就是问诊的整体性。例如，面对胃痛的患者，除了询问胃痛在什么部位、疼痛的性质、什么时间发作、冬季明显或夏季明显、饥饿时明显或饭后明显、饮食及大便等外，还要询问是否有胸胁胀闷、急躁易怒等情况，或者胃痛是否在情绪波动时加剧，或者劳累后加剧等以及其他与疾病发生发展有关的因素，包括社会、自然环境因素。但是，现在到医院看中医，很少听到医生询问患者的居住环境、生活条件、饮食习惯、家庭情况等，而这些都是问诊的重要内容，对于辨证诊断是十分重要的。

所谓"规范"就是问诊内容表述的规范性。例如，恶寒和畏寒都是怕冷，但二者的表现特点和辨证意义不同，如果怕冷添加衣被或近火取暖不会缓解，就叫恶寒，一般是表寒；如果怕冷添加衣被或近火取暖能够缓解，就叫畏寒，一般是里寒，问诊时把恶寒当作畏寒或把畏寒当作恶寒，就可能导致辨证错误。

所谓"准确"就是问诊内容的是非、有无、轻重表述的准确性，如"干咳"就是咳嗽无痰，如果患者不明白此理而把咳嗽痰多叫做"干咳"，医生也未加核实，结果就可能变成"干咳痰多"等等，这些都可能造成漏诊或误诊。但是，在临床诊疗或科研工作中，真正能够做到这几点的中医师却为数甚少。

事实上，全面、规范、准确也是各种诊法都必须遵循的共同原则。中医看病还有一种很有趣的现象：同一个患者找不同医生看，诊断的结论和所开的处方往往是不一样的。但是，如果拿一份写好的病历给不同医生辨证，结论往往是一

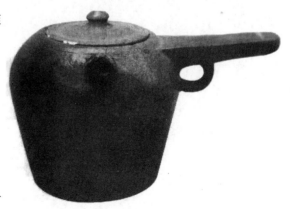

致的。原因很简单，就是四诊过程出了偏差，没有真正做到全面、规范、准确。这样一来面对同一个患者，每一个医生采集到的信息是不同的，辨证结论就可能不一致。所以，四诊信息的可靠性是辨证结论准确性的前提。

　　尽管问诊的内容比较容易掌握，但是从当前临床实际情况可以看出，问诊信息仍然是四诊信息中遗漏最多的部分。明代医家张景岳在总结前人问诊要点的基础上写成《十问歌》，清代医家陈修园又将其略作修改补充，"一问寒热二问汗，三问头身四问便，五问饮食六胸腹，七聋八渴俱当辨，九问旧病十问因，再兼服药参机变，妇女尤必问经期，迟速闭崩皆可见，再添片语告儿科，天花麻疹全占验"。提醒后人不要忘记临床问诊的基本内容，值得参考和借鉴。

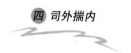
切而知之谓之巧

> 只要摸脉就知道病，有的人甚至把它当作医术高超的
> 表现，严格的说这种做法是不值得提倡的。

脉诊是中医特色诊法，是切诊的重要组成部分。中医认为"切而知之谓之巧"，说明切诊是一种技巧、一种补充，所以，只有医生掌握这个技巧并达到一定的水平才能够真正发挥切诊的作用。有些人把切诊当作一种摆设，连切诊的基本方法都不规范。可以想象，脉诊是一种技巧性和感悟性均很强的方法，如果方法不规范，那么脉诊的结果自然就没有意义。举一个很普遍的例子，脉枕是脉诊时垫在患者手腕下方的小枕头，脉枕放在什么位置是有讲究的，脉枕放得太靠前则诊出的脉偏沉，放得太靠后脉就偏浮，其中的原因很容易理解。所以如果不注重脉枕的位置，所诊出的浮脉、沉脉就没有意义。

自古以来，一直有一种说法，有些中医"只要摸脉就能知道什么病"，于是这常常成为患者用来考医生的题目，甚至以此判断医生水平的高低。严格地说，这种"以脉测证"的做法是不值得提倡的。但是，话说回来，即使是"以脉测证"也是有前提的，它是建立在对脉诊的理论和方法十分娴熟的基础上的。《红楼梦》第十回"张太医论病细穷源"中描述的脉案，十分的精彩，先生道："看得尊夫人这脉息，左寸沉数，左关沉浮；右寸细而无力，右关虚而无神。其左寸沉数者，乃肝家血亏气滞者。右寸细而无力者，乃肺经气分太虚；右关虚而无神者，乃脾土被肝木克制。心气虚而生火者，应显经期不调，夜间不寐。肝家血亏气滞者，必然肋下痛胀，月信过期，心中发热。肺经气分太虚者，头目不时眩晕，寅卯间必然白汗，如坐舟中。脾土被肝木克制者，必然不思饮食，精神倦怠，四肢酸软。据我看，这脉息，应当有这些症状才对。或以这个脉为喜脉，则小弟不敢从其教也。"

此外，尚有"悬丝诊脉"之说。古时候按照男女授受不亲的礼法，妇女尤其是年轻的女子在看病时是不能全面地进行"望闻问切"的。特别是太医给皇帝的嫔妃看病，连卧室都不能进，除了听太监、宫女叙说病因病情外，就是"悬丝诊脉"了。具体做法是后妃和太医各居一室，由太监或宫女将一根红丝线拴在后妃的手腕上，线的另一端交给太医把按，通过丝线的搏动辨别病情。究竟有没有这回事呢？20世纪京城四大名医之一的施今墨老先生有一个比较客观的说法，"悬丝诊脉亦真亦假。'真'是说真有这回事，'假'是说这纯属一种形式"。

传说孙思邈给长孙皇后看病也用过此法。太监先有意试探他，先后把丝线拴在冬青根、铜鼎脚和鹦鹉腿上，结果都被孙氏识破，最后才把丝线系在娘娘腕上。孙思邈诊得脉象，知是滞产，便开出一剂药方，娘娘服后遂顺利分娩。事后同行问其窍门，孙思邈笑而不答——其实孙真人只要向皇后左右的人详问病情，就能胸有成竹，根本不用依赖丝线之灵。

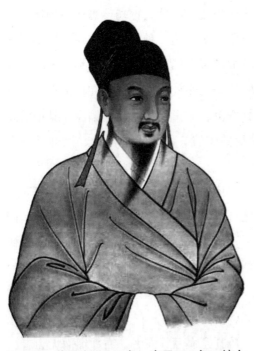

孙思邈：传说生于541年，卒于682年，被人称为"药王"，是古今医德医术堪称一流的名家，著有《千金要方》《千金翼方》等。

有人可能会说"中医诊脉知百病"是蒙人的！这个问题并不奇怪。据传扁鹊是脉学大家，"独取寸口"的诊法就出自他的《难经》。什么是"独取寸口"呢？我们现在看到中医诊脉只诊腕后部位，即"寸口"。"独取

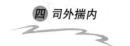

寸口"的方法就是从扁鹊开始的。但《史记·扁鹊仓公列传》记载，扁鹊因为用上池之水服了长桑君给他的药，并得到秘传，因而有了"透视功能"，能隔墙看到对面的人，"尽见五脏六腑之癥结""特以诊脉为名耳"，说明司马迁也曾对扁鹊的诊脉技术表示怀疑，认为是一种摆设。清代汪机在《脉诀刊误》中更是明确指出："是以古人治病，不专于脉，而必兼于审症，良有以也。奈何世人不明乎此，往往有病讳而不言，唯以诊脉而试医之能否。诊之而所言偶中，便视为良医，倾心付托，笃意委任。而于病之根源，一无所告，药之宜否，亦无所审。唯束手听命于医，因循遂至于死，尚亦不悟，深可悲夫。"类似的说法还有很多，可见，脉诊的意义历来是有争议的。不过，大家是否想过，如果仅仅是一种骗术，它如何流传了几千年，怎么不像巫术一样被淘汰呢？历代许多医家都是脉学大家，尤其在疑难病证的诊断或鉴别过程中，脉象往往起到重要的作用。正如《内经》所说"决死生，处百病"。可见，正确评价脉诊的临床意义是很重要的。

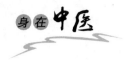

脉诊探秘

中医脉诊和吹箫的原理是一样的，吹箫的时候气从竹管的一端吹进去，各个手指按的是同一根竹管，但是按在不同位置的孔所吹出来的音调是不一样的。

到底中医摸脉能不能知道什么病？答案是肯定的。但是，必须承认这种"以脉测证"的方法可能不准确。中医历来强调四诊合参，单纯分析由一种手段获得的信息，肯定不如综合分析多种手段获得的信息的来得可靠。

经常有学生问我："老师，为什么摸脉能知道百病呢？"我告诉他们，因为收集资料的方法是多样的，大多数人找医生是为了看病，除非他故意捉弄医生（或者病人是哑巴，一进来就把手伸出来让医生诊脉），否则至少会说一两句话，而这一两句话往往就是主症，也就是病人觉得最难受、最急需解决的问题，除非过去男女授受不亲，否则医生通过观察可以在很短的时间内捕捉到患者的神、色、形、态等信息，望诊就有了，无论是声音或是气味，医生都可以在与患者接触时通过听觉和嗅觉获取信息，闻诊也有了，再加上切诊。这样，我们已经拥有了望诊、闻诊、切诊和主诉等信息，说简单一点，在诊完脉之后，四诊已经有了"三诊半"，因此，具备了判断病证的基本条件。所以，中医四诊是一个综合过程，一定要全面周到才能做到规范准确。正如《内经》所说"上工欲会其全，非备四诊不可"，这是中医诊断的一个基本原则，如果违背了这一原则，就可能导致诊断失误。《红楼梦》中有贵妃（元春）看病的情节，虽然没有悬丝诊脉，但由于防范严密，太医不能深究病情，无法对症下药，最终导致元春壮年早逝。

前面说过，中医想做到"诊脉就知道什么病"，必须要对脉诊内容和技术非常熟练。根据中医脉诊的理论，左右手的寸关尺分属不同的脏腑，左寸候心，右寸候肺，左关候肝，右关候脾，左尺候肾，右尺候命门等，根据不同部位出现的脉象变化，加上对中医脏腑理论的理解和把握，以及参考其他"二诊半"（望诊、问

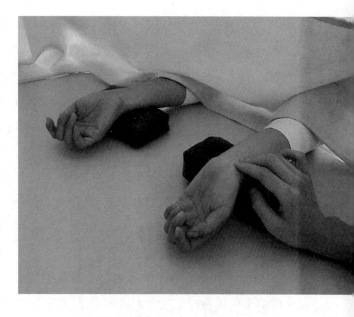

诊和主诉），这样做出一种判断应该是有根据的。当然，在这个过程中，医生丰富的临床经验也是很重要的。比如，左寸脉细，可能是心血不足而见失眠、健忘、心悸；左关脉弦，可能肝气郁结，而见两胁闷胀，太息等。除此之外，对临床表现的仔细观察也是必不可少的，比如一个头晕的病人，他的头一般比较固定，不会随意转动或摇头，如果他手舞足蹈或摇头晃脑则说明头晕不严重；如果病人坐姿歪歪斜斜或表现为腰部紧张的样子，这种情况一般是腰有问题；如果病人眼眶发黑加上哈欠频作，再与左寸脉象符合，可能是睡眠不足；如果病人进来满脸通红，喘着粗气，或在一边叹气，诊脉时左关脉比较弦，可能是肝气郁结、肝郁化火。

大学二年级的时候，我们到医院见习，我的带教老师是一位老中医，老人家有几十年的行医经验，对脉诊尤为精通。一见面，老人家便出了一道题："中医的二十八脉是什么？各有什么特点？主病是什么？"要求我们当场回答。好在当年我们学习还算用功，能够比较顺利地把二十八脉写出来。写完之后，老师说："这就好，如果你不知道二十八脉，临床诊脉就只能瞎猜。"接着，要求我们学习脉诊，先从持枕学起，平息、定关、布指、注意事项，一一过关。每次诊脉之后，要求分别写出左右手的寸、关、尺三部

举、寻、按的脉象特点，这样算起来，每诊一位患者需要写出十八个脉象，老师再逐一批改。作为学生，我刚开始也不理解："寸、关、尺都位于同一条桡动脉，脉搏也是由同一个心脏搏动产生的，怎么会有差别呢？又怎么可能反映不同脏腑的生理病理状态呢？"老师认真地解释说："这和吹箫的原理是一样的，吹箫的时候气从竹管的一端吹进去，各个手指按的是同一根竹管，但是按在不同位置的孔所吹出来的音调是不一样的。"这其中的寓意是很深刻的。因为要手把手地教学，所以每诊一个患者都需要半小时以上。当有些患者等得不耐烦向老师提意见时，老师总是很和气地解释："同志，我还要教学！"如今，这样的老师恐怕也不好找了！所以，我有时候在想，现在的学生学到的还是不是脉诊？

前些年经常给外国进修生上课，教的是《中医诊断学》。外国学员一般都比较认真，上过的内容都尽量背下来。有一次给几位德国学员上脉诊，第二天他们到医院见习，我给他们当翻译，带教的是一位主任，他事先踩好了点，选择了几个典型病例。当带到其中一位患者病床前时，他让学员们诊脉，我也顺便诊了一下，这位患者脉象表现为频率比较快，但不整齐，有不规则的停歇。带教老师让我先考考学员这是什么脉？学员几乎异口同声地回答："Cu Pulse（促脉）。"我告诉老师："他们说是促脉。"老师先是一愣，然后严肃地说："错了！因为脉搏不整齐，有早搏，所以这是'结代脉'。"学员们用期待的目光望着我，我只好告诉他们："The teacher said:'Yes! You are right.'（老师说：是！你们是对的）"究竟什么是结脉和代脉呢？结脉是脉率比较缓慢而有不规则的停歇，停歇间隔的时间比较短；代脉是缓慢无力有规则的停歇，停歇间隔的时间比较长，所以结脉和代脉的共同特点是脉率比较慢；而促脉的特点是脉率比较快，但不整齐，有不规则的停歇。有些医生不问脉率快慢，只要"心律不齐"或"早搏"一概断为脉结代，这是不对的。更何况结脉与代脉，一般不会同时在一个人身上出现。有些书上或中医病历上写"脉结代"，说明写的人并不明白什么是结脉，什么是代脉。

更令人感到遗憾的是，有些医生对脉诊缺乏信心，既没有认真学习，也没有认真体会，这样一来脉诊就真的成为一种摆设，失去了意义。学习脉诊应当是一个由简到繁的过程，尽管中医脉象有二十八种之多，但临床上只要抓住纲领，认真体会，依然能够得心应手。清代著名医家陈修园把脉分为六纲脉，即浮、沉、迟、数、长、短。浮沉就是脉搏显现部位的深浅，医生的手指轻轻按在病人脉搏搏动处，就能感觉到的脉象是浮脉，需要重按才能感觉到的脉象就是沉脉，脉的浮沉能够判断表证和里证。迟数就是脉率的快慢，脉率比较慢的（每分钟少于60次）就是迟脉，脉率比较快的（每分钟多于90次）就是数脉，脉的迟数能够判断寒证和热证。长短就是三个手指是否都能摸到脉搏，三个手指都能摸到脉搏的称长脉，只有一个或两个手指能摸到脉搏的称短脉，脉的长短能够判断先天禀赋的强弱。所以诊脉并不是那么神秘，而且是很重要的。

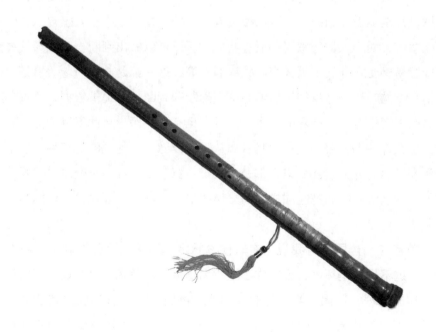

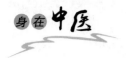

在心易了，指下难明

为什么许多中医师诊病不诊脉，却依然能获得疗效呢？

也许还有人会问，既然脉诊这么重要，但是为什么许多中医师诊病不诊脉，却依然能获得疗效呢？道理很简单，就像西医诊断疾病，即使没有把所有的仪器检查都用上，也往往能做出判断，因为疾病的发生发展是有规律的，而且获取诊断信息的途径是多方面的。有些患者的病情比较简单，不需诊脉，甚至不需详细问诊也可以做出判断。例如，学生中有人感冒了，因在同一季节、同一人群，感冒一般有共性，所以可以做出判断。又如天气突然变冷容易感受寒邪、下雨天容易感湿邪等等，这些都是共性问题。但是，当病情复杂的时候，脉诊往往能够为鉴别诊断和判断预后提供依据，这点在历代名医医案中有许多精彩的描述。不过，也有一些医生对此不以为然。有一位医生在许多场合公开说："我看病从来不摸脉。"他说的是实话。后来，我研究了他的处方，80%以上都是由大黄、黄芩、丹参、土鳖虫等几味药组成的，既然所有的病都吃同样的药，说明他根本没有辨证，诊不诊脉当然就无所谓了！

曾经有一位同事对我说，有时候诊脉之后写不出是什么脉象，我对他说："这不见得是坏事，说明你已经找到感觉了。就像有时辨证辨不出来，是一样的道理。"因为当你熟悉二十八脉的特点，而且诊脉过程认真体会之后，就会发现有的患者所表现出来的脉象在二十八脉中找不到非常吻合的，于是便有可能写不出是什么脉。例如，当你熟悉掌握了什么是"弦脉"

之后，如果所诊的脉象不具有"弦脉"的特点，你肯定不会随意写上"弦脉"。相反的，如果你不知道什么是"弦脉"，在填写病历或四诊信息时可能就会随意编一个脉象，或"以证测脉"，如：为了辨肝胆病证就写"弦脉"，为了辨表证就写"浮脉"。

我有一个学生花了3个月的时间在临床收集了100多份病例，我看了以后发现几乎所有的病例都是"弦脉"，所以我告诉他不能用。他觉得很委屈，问我为什么？我反问他："100多份病例全部是'弦脉'，这样的病例能用吗？"他被我问得无言以对。记得有一次参加一位博士研究生的论文答辩，论文的内容是有关冠心病血瘀证的临床研究，结论的其中一点是，"涩脉"是冠心病血瘀证的特异性临床表现。因为从中医诊断的角度看"涩脉"的主病是血瘀证，所以这个结论在字面上本身没有问题。但是，为了验证该研究中脉诊的可靠性，我问他："涩脉的脉象特点是什么？"该生回答不上来。可见，他所谓的"涩脉"是"猜"出来的，因为要辨为血瘀证，所以就猜测患者是"涩脉"。类似的问题不是个别现象，但这样一来，也就难怪中医脉诊的价值大打折扣，中医诊脉的水平就理所当然地一代不如一代了。话说回来，脉诊的技能需要一定的积累，相信每一个初学者都希望学好脉诊，但需要一个过程，要不断实践，不断总结才能功到自然成。

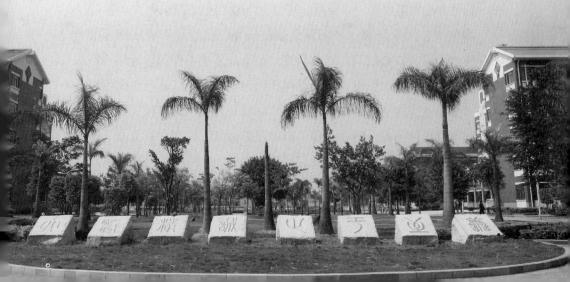

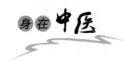

"现代化"的中医思维

> 中医要如何"现代化",核心的问题是不能简单地用西医的方法或思维模式取代中医思维,更不能用西医来验证中医,甚至否定中医。

　　现在中医发展有一个很棘手的问题就是继承和创新的关系问题。继承,大家都觉得有必要,而创新就比较复杂,说到底就是中医要不要现代化,能不能引进现代科学技术。有一种说法是中医如果不引进现代技术就不可能发展,另一种说法是中医如果引进现代科学技术就意味着被西化了。这个问题究竟如何理解呢?

　　仍然以买西瓜为例。晚上买西瓜,看不见西瓜什么样子,可以用电灯或手电筒照一下,如果一定要说使用了电灯就是西医的方法,这完全没必要。现代的方法完全可以借用,为什么不能用呢?关键问题是所用的是看一看、拍一拍(也就是整体的方法)还是切开尝一尝的方法,如果用的是看一看、拍一拍的方法就是中医,如果用切开尝一尝的方法就是西医。

　　事实上,无论是临床诊断还是基础研究,我们都不应该排斥借助现代科学技术手段,核心的问题是应用现代科学技术决不能简单地用西医的方法或思维模式取代中医思维,更不能用西医来验证中医,甚至否定中医。有些人经常想当然,如从病人的痰中培养出结核杆菌就是肺结核,肺结核就是肺痨,肺痨就是肺阴虚,所以,痰中有结核杆菌就是肺阴虚;血糖升高就是糖尿病,糖尿病就是消渴,消渴就是阴虚燥热,所以,血糖升高就是阴虚燥热,这样的思维显然是错误的。无论是理论还是临床实践都表明,糖尿病并

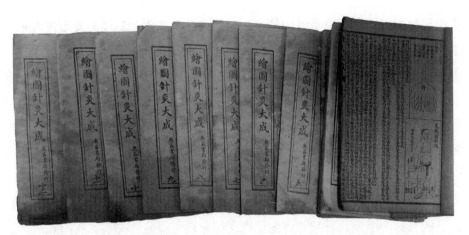

《针灸大成》：本书由明代杨继洲著，靳贤补辑重编，于明万历二十九年（公元1601年）刊行。共10卷。总结了明代以前中国针灸的主要学术经验，尤其是收载了众多的针灸歌赋；重新考定了穴位的名称和位置，并附以全身图和局部图；阐述了历代针灸的操作手法，加以整理归纳，如"杨氏补泻十二法"等；记载了各种病证的配穴处方和治疗验案。由于本书较全面地总结了明代以前历代劳动人民积累的有关针灸的学术经验和成就，因而在临床和研究方面有较高的参考价值。

不等于消渴，特别是有些形体肥胖的糖尿病或代谢综合征的患者，既没有多饮、多食、多尿，也没有阴虚燥热的征象，如果简单地认为就是消渴病，就难免会张冠李戴，难怪有些治疗糖尿病的"中成药"对他们无效，而有些经实验研究没有降血糖作用的中药却对他们有效。如果不明白这个道理，中医就要出问题了。所以，核心的问题就是思维。换句话说，我们应当用中医的思维指导临床和研究，赋予这些检查指标中医学含义。如果能做到这一点，则现代的一些手段和指标完全可以用来为中医服务。事实上，中医在其发展的历史长河中都不断地吸取当代的先进技术。例如，中药的剂型从汤剂到丹、膏、丸、散，再到现在的针剂、颗粒剂；针灸的器具从砭石到铜针、银针、钢针，等等。

随着现代科学技术的飞速发展，很多技术手段可以帮助我们提高中医诊断水平，我们没有理由也不应该拒绝使用。就像眼睛近视的人可以戴眼镜，肉眼看不见的东西可以用显微镜观察。我们不能因为眼镜是西医发明的，就说中医师戴了眼镜变成了西医师，这显然有些牵强附会！过去要通过肉眼观察尿液的颜色来诊断血尿，而现在即便从肉眼看尿液的颜色与正常的无异，但是如果通过显微镜看到尿液里有红细胞，也可以诊断为血尿，这本身也没有问题。再比如远程会诊，患者不在现场，医生虽然不能亲耳听到患者的声音，但是通过网络电话在一定程度上可以弥补闻诊的不足。因此，在现代中医临床或研究中，应当积极利用现代的技术手段弥补传统四诊方法的不足，同时，我们还应该用与时俱进的精神，探讨现代的研究结果与中医的关系。但是一定要克服思维的偏差，千万不能中西医随意套用。

我有一个学生，研究的课题是代谢综合征与痰证的关系。我们知道，肥胖是代谢综合征的一个重要临床特征，根据中医"肥人多痰"的理论，可以认为"痰"是代谢综合征的主要病理特点，但是"痰证"的辨证依据是什么呢？因为腰围、体重指数是肥胖的重要标志，因此，腰围和体重指数当然可以作为"痰"的辨证依据之一，这点不管从哪个方面说都不会有疑义。

实际上，古代中医在诊断的过程中，也有一些量化的标准，如《难经》中关于诊脉过程中医生的指力，就有"三菽之重""六菽之重""九菽之重"等的区别；脉的快慢就有"三至""四至""六至"等的不同，但这并不影响中医的诊断思维。不可否认，由于当时的历史条件，中医选择了一条从整体认识人体生理病理的道路，然而在现代文明高度发达的今天，如果依然用是否可以"量化"、指标的"大小"或"先进不先进"来作为衡量"是不是中医的标准"，显然是片面的。

我们把中医师比喻为"瓜农"，说的实际就是中医诊断方法中的整体观念。这本身就是中医的优势之一，千万不要因为中医在诊断过程中没有应用"先进的仪器设备"，而认为它是落伍的。现代有一种研究方法叫"随机抽样"，具体做法就是在一个研究群体中随机抽出几个样本来代表它的总体状态，这种方法被认为是科学的。但"随机抽样"的实际目的是什么呢？就是要对某一群体的整体状态进行判断。而中医本来就是立足于整体，要求从整体上把握人体的健康与疾病。所以，我们不得不承认，老祖宗留下的方法不仅没有过时，而且相比于从局部入手的方法应该是更先进的。

五
殊途同归

江西中医学院（现江西中医药大学）刘红宁院长有一个比喻：人体的健康如同一堵墙。墙是由砖和缝构成的，但墙不等于若干个砖之和，当人体的健康出现问题时，好比墙体倾斜或即将倒塌。西医治病的思路是先找出是哪块砖出了问题，然后进行修补或找一块好的砖再放回原位，所以，看到更多的是构成这堵墙的成分，如砖、沙、水泥等。而中医治病想到的是缝，墙要倒了，可能是缝出了问题，导致墙体失去了平衡。找到缝，调整好，使墙体建立一个新的平衡，墙就不会倒，这就是中医。

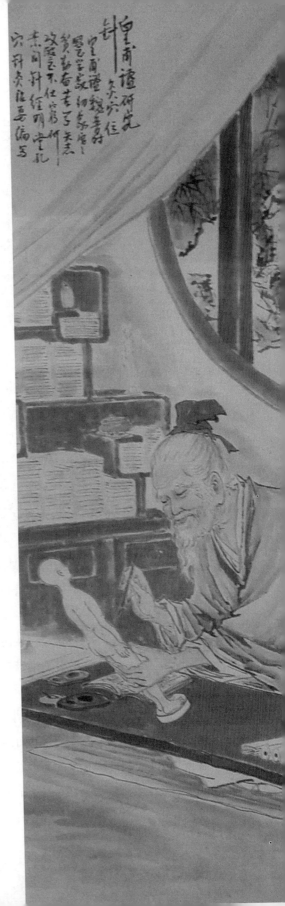

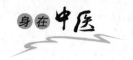

"墙"与"缝"的关系

> 从"缝"的角度看，墙是一个整体，从砖的角度看，墙就是一块块的砖，砖和砖之间是独立的，现代医院分科越来越细，问题就在这里。

从某个层面上说，缝就是砖与砖之间的关系。缝看起来是虚的，但又是确实存在的，砖砌到哪里，缝就到哪里。中医经络的现象就是如此，十二经脉从手三阴经到手三阳经，到足三阳经，再到足三阴经，最后再循行回到手三阴经，这样就形成了一个环，中医称之为"环周不息，如环无端"。现代人更多的是希望从实体上了解经络，必然造成许多困惑。有一位同学曾经问我："老师，手太阴肺经从胸走手在食指桡侧端的商阳穴交于手阳明大肠经。如果患者手指或者手臂断了，经脉不就接续不上了，那么气血运行如何环周不息？"这就是很典型的机械唯物论。其实，中医经络的原理与砖缝的原理是一样的，如果把手指当作身体的末端，那么我们同样可以认为，墙砌到哪里，哪里就是"端"。所以，从"缝"的角度看，墙是一个整体，所以维持整体的平衡很重要；但是，从砖的角度看墙，墙就是一块块的砖，砖和砖之间是孤立的，所以要紧的是维持各个局部的正常。现代医院分科越来越细，问题就在这里。

十几年前的一个傍晚，一个小女孩到一家餐厅里玩，看到传菜的升降电梯十分好奇，于是想把梯子里面的菜盘子取出来。但毕竟年龄还小，动作不够快，机械的升降机无情地降了下来，死死地卡住小女孩的胳膊把她的身子往下拖，一个倒栽葱，七八百斤重的梯子就架在了她的脖子上。在场的客人和工作人员全都惊呆了，大家立马操起家伙，然而能用的东西都撬断了。千钧一发之际，有人发现边上有两条木床帮，于是大伙硬是靠两条床帮撬起了菜梯，把小女孩拉出，可是她已经奄奄一息了。热心的人们马上把小女孩送往急救中心，整个过程仅仅十四分钟。餐厅的经理是个女同志，当她闻讯赶到医院时离事发已经过去半个小时了，当时只看见小女孩神志不清，躺在床上挣扎，有两个服务员轻轻按住她。小女孩手上的伤口淌着少量的血，伤口大约两厘米长。令人费解的是，当时在场的医务人员有十一个，却没有一个人理睬她，似乎他们对此已司空见惯了。经理非常着急，就问："病人已经神志不清了，为什么你们还不赶紧抢救？"医生们坦然地回答："你急什么啊，她是脖子被夹了，所以我们已经通知耳鼻喉科的医生，他们还没有到呢！"经理说："你们也应先处理啊，时间就是生命！"可回答是："耳鼻喉科的医生还没有来，我们怎么抢救？"又过了半个小时，耳鼻喉科的医生匆匆赶到，他们检查后发现，小女孩的气管通畅，没有呼吸梗阻的征象，于是摆摆手说："没我们的事啦。"就急着要走。经理一时不知道该说什么，

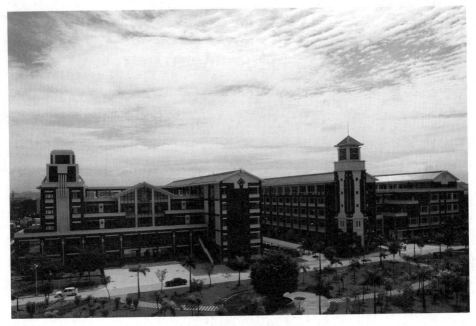

福建中医药大学校景图

只能拉着他们，可他们的理由的确充分："本来是打算气管切开的，检查之后发现并没有什么呼吸方面的问题，就没有耳鼻喉科的事了。"可是病人还是神志不清地躺着那里。怎么办？有人提醒说你们至少得找个外科医生来。于是外科医生很不情愿地赶来，看见小女孩手臂上的伤口在流血，他拿棉签在伤口上擦拭、消毒完也准备要走。经理急了："你们等等，还有一个伤口在流血呢！"他们看看是个小伤口，只好简单地清创后缝了两针，包扎一下也走了。万般无奈之下，经理只好说："你们总得有人管啊！要不找个神经外科的医生看看？"神经外科医生急匆匆赶来了，扶小女孩坐起来，稍微动了两下，发现没有神经系统的问题（这种做法本身违背常规），于是他也走了……最后家属只好把医院领导找来，总算有了结果。从傍晚五点四十五分把小女孩送到医院，等待各科医生轮番检查，做完CT，送到病房到最后开始用药，已经接近零点了。还好这个小女孩命大，否则经过这么一番折腾，早就呜呼哀哉了！我们无意从更高的层面去评价这个案例的是与非，但是，救命比治病更重要，从这一意义上说，现代医院的分科不断细化所带来的弊端便一览无遗了！

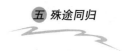

不倒的比萨斜塔

> 比萨斜塔不管是正的还是斜的，它都以平衡的形式存在着，若是好心的人们要试图扶正它，抽出其中变形的砖块换上新砖，只怕刚抽出了一块砖，整座塔就可能轰然倒塌。

就西医看病而言，病理诊断是金标准，所以许多病，如癌症、肾炎等的诊断往往是以病理分型为依据的。从某种意义上说，病理分型是相对稳定不容易发生变化的，比如癌症有腺癌、鳞癌等，基本上整个病程中，腺癌、鳞癌的病理类型是不会轻易变化的。20世纪40年代将慢性胃炎分成萎缩性胃炎、浅表性胃炎、肥厚性胃炎，胃黏膜的病理类型是一个很重要的分类根据。再比如，感染性疾病有细菌感染和病毒感染，这也是相对明确的。分类的最大好处就是使西医治病如同在图书馆里检索，先把疾病进行分类，再分为若干类型，然后再分期、分度，这样就可以建立各种各样的"诊疗常规"或"指南"，非常规范、统一，所有的病都可以按照指南一步步往下治疗，如果中间出现了变症，就赶紧转移到新的分类中，继续按照另一个指南进行治疗。所以，西医对于各种疾病，特别是像癌症、高血压、糖尿病等，可以制定一个比较长期的治疗方案，而且一个方案可以适用于同一类疾病的大多数患者，这样得出的结论和经验通常是一系列客观的数据、标准或方案，很容易被重复。因此，前人的成果能够直接成为后人的基础，也就是说后人可以站在前人的肩膀上一步一步往上走。从这个意义上说，西医的知识比中医更容易传承。而中医采取的是"经验+直觉+实践检验"的方法，其成果和经

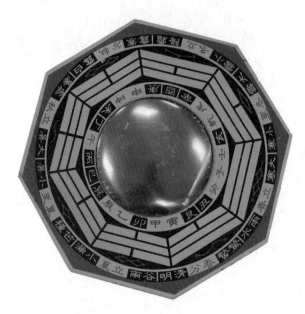

八卦：我国古代的一套有象征意义的符号。用"—"代表阳，用"— —"代表阴，用三个这样的符号，组成八种形式，叫作八卦。每一卦形代表一定的事物。

验更多的是思维能力的积累，这些结论和经验不能完全直接套用到下一个患者身上，不管是谁，在接受前人经验的时候都需要从头摸索。

为什么呢？因为中医的治病思路是不一样的。作为患者首先感受到的是症状，如头痛、咳嗽等，有了症状就叫生"病"了，这种状态的人就称为"病人"，找医生的目的是"看病"，医生给他处理，就叫"诊治"。例如水肿病人去找医生看病，治疗以后水肿消了，"病人"就觉得病治好了。虽然这样的认识方法在今天看来显得很粗糙也不准确，但实际上，这种方法最大的优点是，它关注的是人的总体状态。就好比电视坏了，送去维修，不管是换零件或电路清理，但判断效果的标准只有一个，就是图像、声音是否正常。因此，面对倾斜或即将倒塌的墙体，中医不是千方百计地找出有问题的那块砖，而是将所有的砖（包括好砖、坏砖）都视为墙体的一个部分，通过调整砖缝的关系维持新的平衡。比萨斜塔不管是正的还是斜的，它都以平衡的形式存在着，若是好心的人们要试图扶正它，抽出其中变形的砖块换上新砖，只怕刚抽出了一块砖，整座塔就可能轰然倒塌。

东汉末年，张仲景的《伤寒杂病论》创立了辨证论治的理论体系，确立了"证"在中医诊疗体系中的核心地位。所谓"证"就是中医学对疾病某一特定阶段病理的概括。换句话说，在特定时间点疾病的病位在哪里，性质是什么，也就是此时此刻，病在心、在肺、在脾，是虚、是实、是寒、是热。

这里的心、肺、脾等并不是一个孤立的解剖部位，而是整体系统中特定的关系。例如：肝郁气滞容易影响到脾，形成肝脾不调，所以不能仅仅针对其中某一方面进行治疗，而要调和肝脾，使二者达到新的平衡。这就是中医治病的重点所在。可见，中医的证是动态的，是不断变化的，同一个病人，今天是这个证，明天可能就不是了。所以，有些临床研究或疗效评价简单地把某种"病"分为几个固定的证型，是不符合中医学基本特点的。

中医认为人体是个阴阳平衡的整体，生病了就是阴阳失衡。在疾病发生发展过程中，病人的证候千变万化，而且不同个体存在着差异。通俗地说，同一种病，张三和李四所表现的证候不一样，同一个病人昨天和今天不一样，所以用一个固定的处方治疗某一种疾病或者某一种证型的不同病人是行不通的。有些中成药或验方对一部分人有良好的效果，而对另一部分人却完全没有效果，原因就在于不同的药方适应不同的证和不同的人群。例如：同样是治疗头痛的验方，不是对所有头痛的病人都有效、都能用，应该根据临床症状分析，做到药随证变。只有整体地、动态地把握疾病的本质，同时做到因人、因时、因地制宜，才是真正的中医。

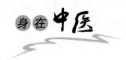

"头痛医头，脚痛医脚"的局限

> 中医科研从分脏腑到全面借助西医的器官概念，研究内容越来越精细，所追求的不正是"头痛医头，脚痛医脚"吗？

"头痛医头，脚痛医脚"在汉语中一直是贬义词，长期被用于形容医疗水平低劣或者处理问题时只考虑局部不考虑整体的现象。但是，现在的中医临床从分科到分病种，中医科研从分脏腑到全面借助西医的器官概念，研究内容越来越精细，所追求的不正是"头痛医头，脚痛医脚"吗？

可以想象，在一个现代化的、高科技的工厂里，人们只需按规定的程序在流水线上把各个零部件组装起来，只要装上的零部件是符合标准的就能保证整台机器的正常运转，这一切便是完美的。但是如果医生都把病人当作机器，按照部件一个一个进行修理的话，这很可能会有问题。因为同一条流水线可以生产许多一模一样的标准化机器，但完全相同的两个人却是不存在的，人除了肉体之外，还有思想，还有与之相关的社会环境。这就是医学除了属于自然科学之外的另一个属性，而这一属性是还原分析方法所无法衡量的，也是每个临床医生必须思考而且是不得不面对的问题。人和机器不同，机器出了故障往往可以检测出来，人生病了，有些问题可以检测出来，但有许多问题是无法检测，也是永远无法量化的，如"难受""心烦""头晕"等。可是，这些症状在辨证的过程中又是非常重要的，也是不可替代的。如果非得要想尽办法使之量化、客观化，其结果就只能是使中医临床思维走向歧途。

俗话说："每一个人都是自己最好的医生。"在多数情况下，自我感觉往往最能说明问题。但是，现代人在追求"客观化"的过程中，对自己越来越缺乏应有的自信。一个朋友在某医院被诊断为慢性肾炎，转到另一个医院进一步检查治疗，住院两天检查后发现没有问题，医生告诉他只是由于生活习惯不良导致胆固醇太高，但肾功能和尿检都没有发现异常，建议他出院调理。这本来是好事，可是这个朋友却显得很失望，因为在医院检查不出问题，医生告诉他"没有病"，他却无法接受，于是托了许多熟人，希望能认真再查一查。我们的确觉得很奇怪，因为我们不明白从什么时候开始人们都爱上生病了呢？

还有一位患者在体检的时候发现"子宫肌瘤"，医生告诉她要开刀。于是，她到了上一级医院检查，结果表明并不是子宫肌瘤。她不信，又到另一个医院里复查，检查结果也说不是子宫肌瘤。可她并没有觉得庆幸，相反的，成天提心吊胆，四处打听询问别人自己该怎么办。医生们都很纳闷，难道她非得整出一个病来才安心吗？最后，没办法只能按照她的要求把子宫切除了，据说这样就可以一劳永逸了。这样的事情并不少见。是不是现代人生活缺少充实感，只有检查出了疾病才会落下心中的石头，踏踏实实地给自己找份"治病"的事情做呢？这就是现代"客观化"的医学模式带给人们的疾病观。

现代社会工作压力普遍比较大，心理障碍也相对比较多。而心理的问题

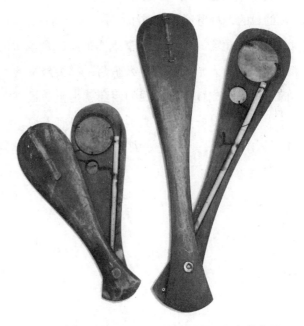

药戥：又称为戥秤，是中药工调配中医处方的专用工具。"戥"（děng）就是称的意思。

是很难用很客观的依据来评判的。一位患者是个心理学教师，前一段时间忽然发现自己"生病了"，要求住院治疗，主要症状是健忘，所以怀疑自己患了"老年痴呆"。主管医生是一个很实在的人，由于所有检查指标都在正常范围，所以他对患者说："你根本没有病，还不如回家自己调养。"患者听了很不高兴却又不好当面发作，于是医生开的药他统统扔了，理由很简单，因为你说我没病，所以，你开的药肯定治不了病。实际上，心理的异常也是病，尽管现在可以用一系列量表进行测量，但是，仍然做不到真正意义的客观化。

再如癌症的治疗，实际上到目前为止，还没有一个充分的依据可以说明对于中晚期的癌症患者，化疗和放疗的方法对提高生活质量和延长寿命是有效的，这里面可能与认识水平有关，也可能是个体存在很大的差异。然而人们却宁愿倾家荡产一次次地做放疗、化疗，因为化疗、放疗可以看到癌肿不断缩小。而中医在癌症治疗过程中为什么始终处于配角地位？因为它的疗效无法用数据进行验证。我们如果仔细想一想，通过调整身体的平衡来达到治疗的目的，难道不比单纯注意某一个局部来得更好吗？

正如电影《大腕》里李成儒饰演的角色所说的："什么叫成功人士你知道吗？成功人士就是买什么东西，都买最贵的，不买最好的。"在人们的定向思维里，成百上千块钱的西药就是生命最坚实的保障，而几块钱的中药就归为"便宜没好货"一类了。怪不得有人说，科技发展的结果是让人们宁愿明明白白地死，也不愿意糊里糊涂地活，岂不惜哉！

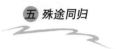

中医教育的思考

> 如果出发点和导向偏差，即使中医课时比例增加也是于事无补！

有人说"现代中医院校的教育模式培养不出名中医"，这句话固然有点片面，但并不是完全没有道理，而且这种观点似乎也逐步得到业内和社会的认同。问题出在哪里呢？不少人认为，在中医院校课程体系中，扣除公共基础课和实习，5年的课程大约剩下3年，3年的课程中，外语占了400～500学时，剩下的中西医课程比例大约为6∶4。所以，5年的大学时间真正用来学习中医的所剩无几，难怪培养不出名医。不可否认，学时过少，必然影响中医人才培养质量。但是，仔细分析，这未必是导致人才培养质量滑坡的根本原因。因为现在许多院校通过延长学制，从5年变成7、8年，但并没有真正解决问题。回顾历史不难发现，历代名医中有很多人原来并不是学医出身的，有的人因为科考失利才改行学医，有的人官场失意才不得不从医，即使是张仲景，传说也是官拜长沙太

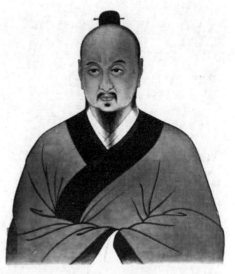

张仲景：东汉末年著名医家，被尊为"医圣"，写出了传世巨著《伤寒杂病论》，创立了辨证论治的理论体系，其所确立的六经辨证的辨证体系受到历代医家推崇。

守，一边做官，一边从医。古有"不为良相，即为良医"，可见一斑。只要有心学习，没时间也会挤时间，所以，我们认为时间长短并不是影响学习质量的关键因素。真正的问题是思维模式和价值取向的问题。

现代大学生所处的时代背景决定了他们对中国传统文化和认知方法的陌生感和不认同感。所谓"医者意也"，从某种意义上说这也是我们这个时代人的先天不足。更重要的原因是，在现代的中医教育体系中，中医的思维模式没有建立起来，从教材到教师，从科研到临床，始终处于一种"与西医接轨"的思维定式中，这也直接影响了中医师和中医学生的价值取向。例如：现行的《中医内科学》是按照《西医内科学》的体系编写的，尽管列的是中医病名，如"咳嗽""水肿"等，但在每一个病名的定义之后，都要加上一句"相当于（类似于）西医学的××病"。大量的中医论文（包括广大中医硕士研究生、博士研究生的论文）则是以西医的某种病为研究对象，接下来是"中医学对××病的认识"，如此云云。

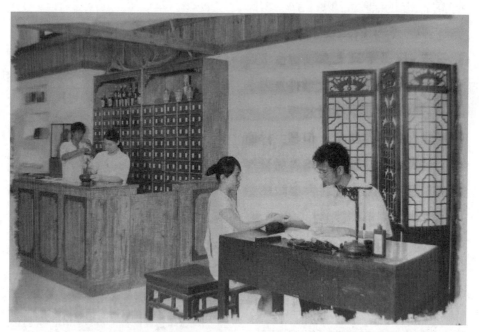

模拟训练现场：当代中医临床教学方法之一，就是遵循中医的思维规律，采用模拟的方法培养学生的职业素质、辨证思维以及临床基本技能的训练。

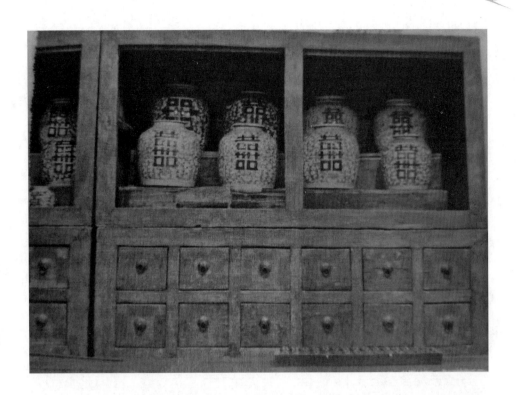

　　现代的中医科研也同样离不开这种怪圈，即使在中医药重大项目的研究中所追求的也是所谓的"藏象实质研究""证候本质研究"。其实，大家都明白，藏象的实质就是"象"，证候的本质就是"候"，本来就不是一个生物学的概念。所以，不可为而为之，其研究的结果是什么？建立的是什么样的思维？大家都心照不宣，但又不得不一次又一次地重复着这一类动人的假说。打一个比方，"龙"是中华民族的象征，"龙"有无数神奇的传说，关于"龙之象"，有各种各样的比喻。经典的说法是牛头、马面、蛇身、鱼尾、鹿角、虾须、狮鼻、兔眼、虎掌、鹰爪等十大特征。中国人创造的"龙"集中整合了所有典型动物的优异特征，作为一个"理想模型"，实际上是一个完整、和谐、统一的"集大成者"，体现了中华生态文明的特征，绝非一般的"图腾"可以相比。但"龙"不是上述任何一种具体的动物，所以，如果我们千方百计地研究"龙"的本质是什么，证明"龙"与某种动物的"相关性"，甚至在逐一证明这些"相关性"之后，提出"龙是牛、马、蛇、鱼、鹿、虾、狮、兔、虎、鹰的总和"，这种"盲人摸象"的做法其结论必然是错误的！因为研究的思路和出发点本身就是错的。

再者，当代中医的现状和从业环境，展现给中医学生的是什么？这必然影响学生学习的目标定位和学好中医的自觉性！我们不应简单地评价传统中医人才培养模式和现代院校教育模式的是与非。但是，我们必须面对的事实是两种医学教育模式存在着巨大的差异。传统的中医培养模式一开始传递给学生的就是人与人的关系——师徒关系、医药关系、医患关系，所谓"一日为师，终身为父""医者父母心"等；而现代的教育模式传递给学生的就是人是一个生物体——如何与尸体、机器、动物打交道，如何处理医疗过程的法律问题。传统的中医培养模式教给学生的是如何舍己为人，如何治病救人；而现代的教育模式教给学生更多的是如何寻找证据，如何规避医疗事故风险等。当学生们发现自己好不容易形成的观念得不到社会认可和法律保护的时候，思想便开始动摇了。可以想象，如果出发点和导向偏差，加上失去了中医思维形成的土壤，即使中医课时比例大幅增加也是于事无补！

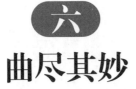

六

曲尽其妙

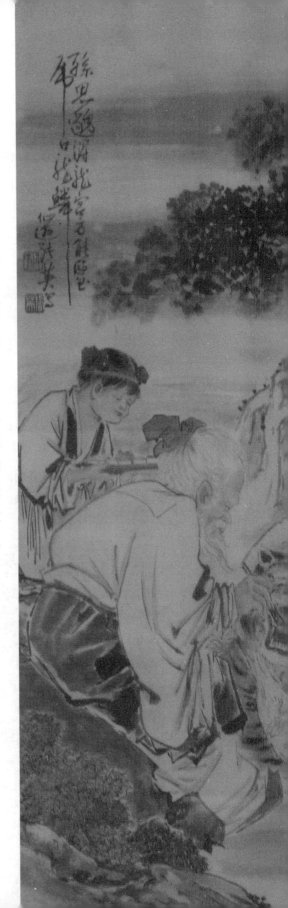

如何理解中医的整体观念？我们还可以将人体比喻成一个木桶。在铁桶、塑料桶广泛应用之前，木桶是最常用的容器之一。木桶是由木板一块块围起来的，再用一个箍把它们箍在一起。为什么说中医是个"箍桶匠"呢？因为中医在看待人体的时候，认为人是一个统一的整体，而且这个整体是有机联系的。不仅是内部脏腑功能的一种小环境的统一，更是一种大环境的协调，包括人与社会、人与大自然的协调统一。

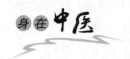

中医是个"箍桶匠"

> 无论多少块木板，只有当它们按照一定的关系组合起来，并且有一个箍，把它们约束在一起的时候，才能成为一个桶。

就人体自身而言，就像一个木桶。木桶是由木板构成的。一块木板，两块木板……无论多少块，单凭简单的堆放、叠加，永远不可能成为一个桶，只有当它们按照一定的关系组合起来，并且有一个箍，把它们约束在一起的时候，才能成为一个桶。所以箍桶匠在完成每块木板的制作时往往都要先编号，目的就是保持这种关系。"箍"是什么？说白了就是联系。就像丝线串珠、竹串算盘，其中丝线和竹支，也是一种联系。如果缺了这根丝线，项链就不存在，少了这些竹支，算盘也不存在了。在传统中医里，存在着这样一根"线"。稍习中医的人都知道，这根"线"就是整体观念，是中医的灵魂。所以离开了整体观念，就意味着不是中医了。这不是个人学术观点的问题，而是一个根本的问

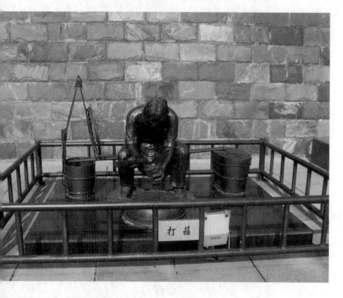

题，这就是为什么上工要"上知天文，下知地理，中晓人事"。

人一生的精力是极其有限的，上、中、下能知其一，都不是一件容易的事。这就要求学中医的人，从一开始就应学会从整体上认识疾病，如果只会背几个汤头，什么病用什么方，或者仅仅懂一点辨证论治，应付一些常规病证，是远远不够的。所以，要想成为一个好的中医是需要付出辛勤的劳动的。例如：清代著名医学家徐灵胎，既无家传，又无师承，全凭读书自学。于是"博览方书，寝食俱废，如是数年"，"五十年中，批阅之书约千余卷，泛览之书约万余卷，每过几时，必悔从前疏漏，盖学以年进也"。

作为中医学的精髓之一，整体观念是怎么体现在中医的诊病、治病当中呢？我们还是用"桶"来比喻。当一个桶的任何一块木板被抽掉的时候，它的整体性被破坏，这个桶就不存在了。这样的后果不仅仅是局部受到影响，更重要的是会影响到全局，中医基本思维的出发点就在这里。换句话说，我们不能简单地用分割的方法看问题，这就是整体观和还原论的区别。

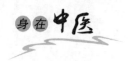

木桶原理

> 当病情复杂时，可以多种方法并用，调整桶箍，改变桶底位置、堵塞漏洞，这就是病、证、症结合。

看过箍桶匠工作的人，都会明白这么一个道理，木桶如果漏水的话，小洞可以填补，大洞就需要综合治理。中医治病也是如此，一般的小病，如：患者自觉"上火""头痛"，可以通过喝些凉茶或吃一点止痛药或推拿、刮痧来解决，这好比小洞可以有针对性地填补，这就是我们常说的对症治疗。另一些疾病如呕吐可以和胃止呕，便秘可以泻下通便，好比桶上面坏了可以少装一点水，下部坏了可以把桶底抬高一些，这样的做法，中医学称之为因势利导。早在《黄帝内经》就提出"其在上者因而越之，其下者引而竭之"的方法。

大多数疾病则应根据其病理特点进行治疗，如果里热炽盛应清热泻火，里寒证可以温里散寒，如此通过调整桶箍的位置、大小达到新的平衡，这就是"辨证论治"。当病情复杂时，单一方法难以奏效，可以多种方法并用，好比调整桶箍、改变桶底位置、堵塞漏洞等，这就是病、证、症结合。在整个过程中，"箍"始终是维持木桶整体性的关键，可见中医学所强调的病、证、症结合的方法是整体观念在临床诊疗过程中的应用。但是，箍作为一种联系，必须要有合适的尺寸和位置，太小、太高都不行，太大、太低桶就散了。箍在各个木桶的尺寸和位置的不同，体现了个体的差异。所以每个箍都是箍桶匠根据每个桶的实际情况编制而成的，很少见有事先编好的箍，其位置也是根据实际情况进行调整的。

说到"木桶理论"，许多人都知道"短板原理"，说的是木桶所装的水永远只能到达最短的那块木板的高度，这依然是实证的方法，和我们所说的中医理论不是一回事。当然，要成为一名出色的"箍桶匠"，我们还要学会从桶的局部表现看到整体之间的联系。比如说，当一个桶出现一条缝漏水的时候，你要考虑到是不是整个桶的稳定性被破坏或者因为桶箍出现了问题。其实，中医看病的道理也是一样的。

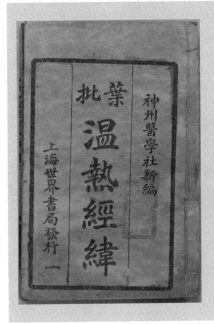

《温热经纬》为清代著名医学家王孟英所编著。该书收集了19世纪60年代以前温病学的有关著作。全书"轩岐仲景之文为经，叶薛诸家之辨为纬"，参考各家相关著述，并有较多的个人见解，是一部较有影响的温热病专著。

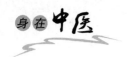

五脏六腑皆令人咳，非独肺也

有许多时候，不是中医不行，而是医生的辨证思维有问题。

除了填补漏洞和调整关系之外，我们还应思考能不能采取其他方式，包括改善或加固周围的结构，以便更好地保持桶的稳定性。中医在诊病的时候，不仅要知道疾病之间是相互联系的，还要知道这种联系的基础是脏腑经络，体现了阴阳的对立互根和五行的生克乘侮，而且，这种联系是有序的，是多维的。例如：肝属木，心属火，脾属土，肺属金，肾属水，它们的关系在正常情况下是"木生火""火生土""金克木""木克土"等，这样才能维持脏与脏之间关系的平衡协调。"生"就是相互滋生，"克"是相互制约的意思，如果制约太过就是一种病态，称为"金乘木""木乘土"，如果土反过来制约木，也是一种病态，称为"木侮金""土侮木"。有一句名言"见肝之病，知肝传脾，当先实脾"，说的就是肝和脾的联系、疾病过程中的相互影响以及我们应当采取的相应法则。

任何一种疾病，或者一个症状，都是诊断的依据，但从整体思维的角度说，诊断和治疗不能局限于这种病或这个症，否则，辨证论治就成为了一种摆设。

举一个很简单的例子，从现在的观点来看，咳嗽经常是呼吸系统疾病的一个主要的症状，所以，在一般观念上人们认为只要是"咳嗽"就不离乎"肺"。但历代名家的经验和大量的临床实践表明，咳嗽也可能由于其他脏腑互相影响而产生。《黄帝内经》有一句指导性的名言："五脏六腑皆令人

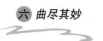

咳，非独肺也。"假如我们面对这样一个患者，他经常咳嗽，而且表现为一阵一阵地咳，甚至咳嗽时偶尔还见到痰中带血，尤其是在发脾气时或着急的时候咳嗽更明显，平时面红，脾气急躁，我们称之为肝火犯肺证，病位在肝和肺。如果仅依据"咳嗽"就简单地认为单纯是肺的问题，就会在辨证上出现病位的漏诊。类似的病例在中医的临床诊疗中时常见到。

再比如，临床上我们常常看到一些慢性结肠炎患者，经常大便不正常，由于肠镜检查提示是"结肠黏膜炎症，所以在惯性思维中很容易想到这是肠的问题，是炎症，因而在治疗中使用的往往是具有清热解毒和"消炎"作用的中药，如败酱草、蒲公英或黄连之类，但效果不尽人意。有些医生不理解为什么对症下药却无良效，于是加大剂量或配合灌

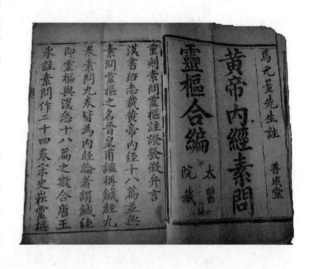

肠，结果仍然无济于事。但是，如果详细了解病情后就会发现，此类患者大便不正常通常表现为有时候干，有时候稀，我们称之为大便溏结不调，而且每当情绪比较紧张、情志不稳定的时候就比较明显，或者在饮食稍有不慎的时候，容易反复发作。这样的病不容易治愈的原因很多，由于病变在大肠，许多药吃进去后经过胃、小肠。吸收以后，到大肠的药物浓度已经很低了，而大肠肠道中又有大量的细菌，此外大肠的炎症也不可能像局部皮肤炎症一样可以清洗包扎，所以效果不好。但是如果站在中医整体的角度去看，根据病证的表现，我们可能发现这一疾病的本质是肝脾不调，其病位在脾、在肝，针对这一病机，用调理肝脾的方法来治疗往往就能收到很好的效果。如果我们看到的只是大肠、是细菌，那么结果当然就不一样了。所以，有许多时候不是中医不行，而是医生的辨证思维有问题。

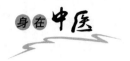

"辨证"与"辨病"

> 单纯强调辨证论治是不够的，也难以体现中医诊疗体系的全貌，还要辨病论治和对症治疗。

通过上述几个例子，其实就想说明一个问题，中医看病不能简简单单地就病论病。当然，我们从一开始就一直强调中医学的两大基本特点：整体观念和辨证论治。在过去的几十年中，我们比较强调辨证论治的重要性，这是中医的精髓。但是，单纯辨证论治是不够的，也难以体现中医诊疗体系的全貌。实际上，中医学在强调辨证的同时还要辨病论治，对症治疗。

古时候，没有像现在有这么多仪器设备，也不可能依靠检测手段来进行诊断，患者往往是因为出现某一症状或原有的症状加重来就诊，所以，希望获得治疗的就是针对这一个主症。比如说胃痛的患者来找医生看病，经过治疗之后，如果自己感觉胃痛好了，患者和医生都认为这个病已经好了。水肿的患者来找医生看病，那么医生和患者也认为水肿消了以后，病就好了。因此，古人经常把症状作为病名，就是这个道理。现在的中医内科学中就包含了一部分以咳嗽、心悸、胃脘痛、腹痛、泄泻等症状名称来命名的疾病。

不可否认，有些疾病经过治疗，虽然症状消失了但是病并没有真正治愈，如：慢性肾炎患者经过治疗后，水肿消退了但尿蛋白仍然阳性；有些疾病的早期由于没有症状，可能没有被发现，如癌症的早期等，这是中医的局限性。但也有些病如内伤、神经衰弱等，西医检查不出来，而中医能够抓住主要矛盾，解决问题。

中医和西医对疾病认识的角度不同，诊断结论的表述也不同。到目前

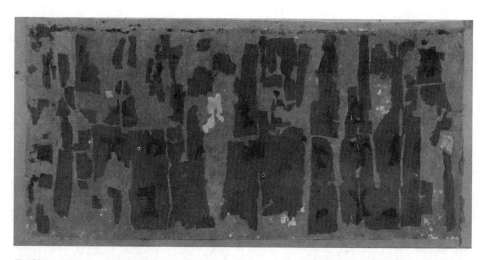

导引图：于1974年湖南长沙马王堆三号汉墓出土，为现存最早的一卷保健运动的工笔彩色帛画，为西汉早期作品。原帛画长约100厘米，与前段40厘米帛书相连，画高40厘米。它是关于古代文献中散失不全的多种导引与健身运动最早的图形资料，对导引的发展、变化研究提供了宝贵的线索。

为止，中医诊断疾病的依据仍然是以四诊资料为主。尽管一些研究报道认为，某些西医的指标与中医的病证存在相关性，可以作为中医辨证的依据之一，但这仅仅是一种探索，与中医临床实际还有差距，由于理论体系不同，中医的病名和西医的病名是不一样的，临床或科研中有一种用西医病名套中医病名的现象，可能是造成思维混乱的主要原因。比如大家现在都非常熟悉的"消渴病"，阴虚燥热是其公认的基本病机和证候特点。虽然有上消、中消、下消之分，但基本治疗的法则就是滋阴清热润燥。现在不少人把糖尿病和消渴等同起来，而懂点中医的人都知道，无论是临床表现特征还是病机特点，糖尿病并不等同于消渴。例如有一部分2型糖尿病患者形体肥胖，一开始并没有表现出口渴多饮、多食、多尿、消瘦等消渴的基本临床特点，所以，2型糖尿病基本的病理特点也并非都是阴虚燥热。相反的，根据患者所处的地理气候条件、饮食习惯、体质特点或形体肥瘦等信息，这类患者应辨为痰湿阻滞。

所谓辨病治疗，其本质就是辨别每个病可能存在的病理特点、基本病

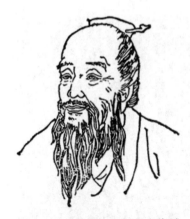

扁鹊：春秋战国名医，原名秦越人，精于内、外、妇、儿、五官等科，应用砭刺、针灸、按摩、汤液、热熨等法治疗疾病，被尊为"医祖"。

机，然后根据这一病理特点和基本病机进行立法处方。如果是阴虚燥热，就应当滋阴润燥清热，如果是痰湿阻滞，就应当化痰祛湿。必须注意的是，滋阴的药容易助湿生痰，补气的药容易化燥生火。有些药物如黄芪、黄连、石斛等经药理研究证明具有降血糖的作用，但黄芪是补气药，黄连是清热解毒药，石斛是养阴药，所以，不能滥用，这就是中医和中西医结合的区别。

再比如肺痨病，经典论述都认为肺痨的基本病机是"肺燥阴虚"，或者是"阴虚肺燥，痨虫袭肺"。根据这个基本病理特点，滋阴润燥、杀灭痨虫是治疗的基本方法。但现在很多医生把肺痨直接等同于西医的肺结核，也容易出现误诊。有一个患者因长期咳嗽咳痰，被诊断为"肺结核"，经"抗结核"治疗3周后自觉症状没有减轻，同时出现一些副作用，只好求诊于中医。就诊时患者咳嗽并不明显，主要症状是痰多、呕吐、食少、食后腹胀、舌苔白腻、脉滑等，从辨证的角度，除了肺气上逆，其主要矛盾是脾虚痰阻、胃失和降，经健脾和胃化痰治疗，症状明显改善，咳嗽、咳痰也基本消失。本案虽然简单，但说明一个事实，并非所有的肺结核患者都是阴虚肺燥。所以，辨病论治和辨证论治都是中医临床诊疗体系的重要组成部分。中医学强调"病证结合"，但是，这里的"病"是中医的"病"而非西医的"病"，所以，即便是中医的"辨病论治"和中西医结合的"辨病论治"也有很大的区别，这也是目前中医临床、科研应当特别注意的一个问题。

除了辨证治疗、辨病治疗外，临床上有时候还要对症治疗。一般人把对症治疗理解为"头痛医头，脚痛医脚"，把它当作是医生水平很低劣的一种表现。其实对症治疗在临床上的应用有时也是很必要的。比如因为外伤而导致的出血，无论如何，首先是止血；昏迷的患者，首先是让其苏醒过来，然后才是进一步的治疗。实际情况也是如此，一般小的外伤出血，血止了以后问题也就基本解决了。

中医说治病有一条基本原则叫"急则治标"，就体现在紧急情况的对症处理。曾经有一个患者就诊时告诉我："从昨天开始耳朵一直有响声，表现为一说话、一动嘴，或一咬东西，耳朵里就'咯咯'响，特点是嘴没有动时没有声音，嘴一动耳朵就有响声。"既没有腰酸、头痛、头晕，也没有其他症状。后来我认真地检查了他的耳朵，发现是一根头发掉在耳道里面，一张口头发就碰触到耳道，因此"咯咯"响一下。于是，取出头发，症状就消失了。类似的情况，辨证就没有意义。所以，我们说整体观念一定要注意到标本的统一。

因此，中医学临床诊疗体系应该是以辨证为核心，由辨证、辨病和对症治疗共同构成的一个体系，这样才能够更好地提高疗效。

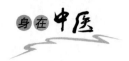

"传药不传量"的奥秘

> 不同的医生用的是同一首方，但效果却大不一样，可能与用量有关。

我们强调中医特色和优势，但千万不能把事物绝对化，把中医说成是万能的。中医有许多长处，当然也有很多弱点。但是，不能因为有弱点就把中医说得一无是处，或抱着怀疑一切的态度对待中医理论。

前面说过，药物配伍是中医理论的重要组成部分，方剂不仅是按一定配伍规律组成的药物组合，更是中医治则治法理论的载体，掌握方剂其实也是继承前人经验的重要途径之一。过去学中医要先背汤头歌诀，这是基本功，现在也是如此。《方剂学》教材选择的300多首方剂，都是历代医家经过千百年的临床验证流传下来的，是方剂中的精华。方剂除了组成之外，方中药物的炮制、比例、用量都是很关键的。如生地黄与熟地黄不同，生麻黄与炙麻黄不同，生甘草与炙甘草不同。有的方剂组成的药物相同，但药物的比例不同，因而其方名不同，功效也就不同。如黄连与吴茱萸按6：1配伍称左金丸，按5：2配伍称戊己丸，按2：1配伍称甘露散，按1：1配伍称茱萸丸等。

有些方剂的功效和命名除了与药物的比例有关之外，还与术数有关，例如六一散的命名取的是"天一生水，地六成之"的意思，而不是因为滑石与甘草按6：1配伍而得名的。

可见药物的用量和配伍比例是很重要的，所以，古人有"传药不传量"之说。临床上有时候会见到，同一个患者找某一个医生看病，效果不明显，找另一个医生看，开的还是同一首方，但效果却很好。为什么会出

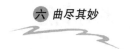

现这样的情况呢？原因可能是多方面的，但其中可能与方中各种药物的用量和比例有关。

最近陆续看了一些有关中药配伍计算机数据挖掘研究的报道，发现所研究的目标大多是药物组成和配伍规律，很少涉及药物用量和比例，其结果可能难以反映方剂的全貌，需要进一步完善。

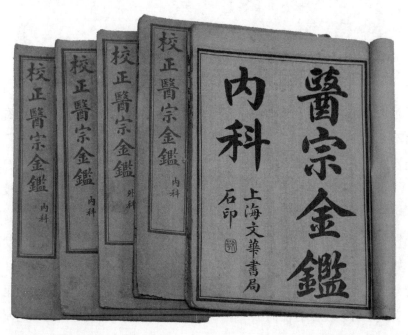

《医宗金鉴》是清乾隆四年吴谦等编修的一部医书，是清代学习中医的教科书，也是现代学习中医的一部重要读物。全书共分90卷，是我国综合性医书中比较完善的一部。

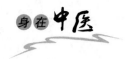

被肢解的整体观念

现在的中医教育按照西医的思维模式构建了课程体系，看起来知识结构完善、系统性强，但是，把整体观念肢解了。

过去学中医主要是跟师，通常的培养模式是一边背书，一边跟师看诊。虽然不一定符合传授知识的一般规律，但是，最大的好处是"师带徒"从一开始就教会学生从整体上把握健康，从实践中去验证理论，不断积累经验，所以"能不能解决问题"是对知识掌握情况的评判标准。而现在的院校教育则是按照西医学的思维模式构建中医学的课程体系，看起来知识结构完整、系统性强，但是，把中医的整体观念肢解了，同时也把理论和临床分割开来。如此一来，最直接的后果是导致现在的临床医生和实习生经常有"中医理论与临床脱节"的感觉，这与中医学理论的特性是相悖的，因为中医学来源于实践，可以说没有任何一个学科比中医学与实践联系更紧密。之所以感到"脱节"，主要原因是现在的课程体系偏离了中医学原有的从实践到理论再到实践的认知轨道，学生一开始就产生了思维的错位，学会了用西医的临床思维来套中医的理论。

举一个很简单的例子，关于辨证，教科书一般是按照每一个证的"定义""临床表现""证候分析"写下来的，照顾的是系统性。但辨证更重要的是"辨"，通过对实实在在的临床征象进行分析、辨别，才能得出结论。由于没有学会"辨"，只学会了"证"，到了临床只能按图索骥，所以，第一个感觉就是"对不上号"。现在的一些"辨证标准"，硬是给每个证的诊断依据扣上"几条主症+几条次症",用的是西医的诊断思维模式,而中医临床实际并不是这么回事,你说能不"脱节"吗?

现在的中医教育还有许多令人啼笑皆非之处。例如有些老师讲授中医内科学时,对辨证论治的内容草草带过,或用一句"中医部分的内容同学们自己看",接下来讲授的便是西医内科学的内容。更遗憾的是,西医内容也没讲好(也许我们不能要求一个学中医的老师讲好内科学,但是这种越俎代庖的做法必然使学生感觉到中医在临床上只是一种摆设)。学生到医院见习(实习)中医,看到的是,中医师开的全是西药,或者偶尔根据西医诊断结果或药理研究结果开了可怜的一点"中药"。曾经有几位实习生告诉我,他们在中医内科实习了四个月,整个病区总共开了36剂中药。所以他们说:"老师,不是我们不想学中医,而是没地方学。"我们由衷地希望这只是个别现象!

有一次我到一所医院进行教学检查,观摩了教学查房。只见带教老师面对着一个中风后遗症的患者对实习生侃侃而谈,从肝肾阴虚、肝阳上亢、阳亢化风说到风痰阻络,从镇肝熄风汤说到补阳还五汤,一切都显得那么理所当然!直听得我满脸发烧,心里一直很纳闷:"怎么他所说的一切我都

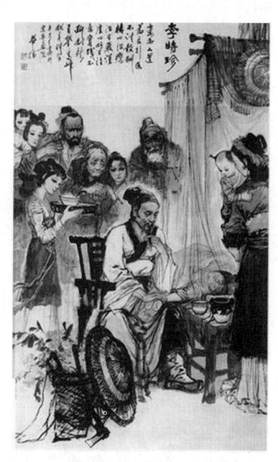

李时珍:字东璧,晚年自号濒湖山人,明代医药学家。其历时27年编写成《本草纲目》一书,该书是总结我国明以前药物学的巨著。

没有发现？！"寻思半天终于明白了，原来他整套的理法方药都是猜出来、套出来的。因为知道"患者是脑卒中后遗症"，所以，从中医角度看就必然是"风、火、痰、虚、瘀"。跟在这样的老师身边，我们的学生于是就这么学会了"以病测证""对病下药"。据说类似的现象并不少见。如果真是如此，学生的中医思维和对中医的信心又怎么能建立起来呢？难怪有人担心中医师一代不如一代。

鱼腥草能抗感染，板蓝根能抗病毒，黄芪能提高免疫力，这些都是经过现代药理研究证实的。临床上根据这些药理作用进行用药可能对某些疾病的治疗有效，即便如此，在这种指导思想下诊病的医生已不能算是中医，这种用法下的鱼腥草、板蓝根、黄芪也不能算是中药。有一位朋友的父亲已经90多岁了，一段时间来身体状况一直不是很好。5天前出现咳嗽、发热，便到一所医院住院。经过CT检查诊断为"肺部感染"，经过治疗，病情却不见好转。我去探望病人的时候，建议他吃点中药，朋友说老人家不肯，因为他曾经服了2天中药，不仅咳嗽没有好转，还拉肚子、欲呕。我看了一下患者，只见他精神极度萎靡、气不足息、面色晦暗无华。再看所开的中药为麻杏石甘汤加黄芩、鱼腥草等清热解毒、"抗感染"的药物，心中暗暗叫苦。然而，我又不便多说，所以只好劝朋友："我给你推荐一位本院的中医，请他给令尊开一剂药，或许会有一线生机。"第二天，我请该院的一位中医教授过去会诊。诊毕，那位教授告诉我："瞎扯，病人阳气亏虚，元气欲绝，还开那么多清热泻火的药，不死才见鬼呢！我给他开了人参、附子等。"听完之后，我告诉朋友："令尊有救了！"

我还有一个老朋友，患了"小脑萎缩"。开始时除了走路绊脚、语言不利之外，还有一些很典型的症状，如怕热、烦躁、便秘、失眠、纳呆（吃不下饭）。他希望中西医结合治疗，就住到中医院。因出差在外，半个月后到医院看望他，结果大大出乎意料。他的状态非但没有改善，而且在走下坡。经了解才知道，刚入院的时候，医生说据报道艾灸百会穴可防治小脑萎缩，就用艾灸治疗；他觉得乏力，医生就给他挂"参附注射液"；吃不下饭便怀疑胃有问题，只好做个胃镜检查，发现是"霉菌性胃炎"，便给他挂"大蒜精"。几番折腾，患者变得狂躁起来，有时候彻夜不眠。问题出在哪里呢？因为患者表现出来的"怕热、烦躁、便秘"等都是一派典型的热象，而无论是"艾灸百会""参附注射液"还是"大蒜精"都属于温热的方法，这就叫"火上浇油"。我实在于心不忍，不顾同道之嫌，主动要求给他开个方。吃完之后患者大便通了，胃口好了，睡眠改善了，走路也有了力气，说话也流利了许多。他很惊讶，问我开了什么药，我告诉他："很简单，因为你痰热内扰，腑实不通，我开的就是黄连温胆汤加生大黄。"其实，我从来没有发现方中哪一味药经研究报道可以治疗"小脑萎缩"，只是想起了已故名医盛国荣教授的一番话："中医看病要特别关注'吃、睡、拉'。饮食、睡眠、二便正常，病就好了一半。"虽然这只是一个十分平常的案例，但令人费解的是：为什么我们现在的中医师连最基本的寒热阴阳都不愿辨，不会辨！

七

水到渠成

同一患者找不同的医生看病，所开的处方是不同的，但往往都有效果。这话听起来有点玄乎，尤其对于那些习惯于标准化的现代人来说，总觉得不可靠。产生这样的疑问并不奇怪，因为从西医学的角度来看，只要诊断明确，治疗方案应当是一致的。传说华佗曾给两个都患了头痛身热的人看病，在给他们开方时，一个用了泻下药，一个用了发汗药。有人大惑不解地问华佗为什么同样症状却开出了不同的药方？华佗说他们两个人一个是内实证，一个是外实证，所以要用不同的治法。到了第二天，两个人的病全都好了。在中医看来，不同的病，只要是同一个证，也就可以采用同一治疗方法；相同的病，只要是不同的证，就应当采用不同的治疗方法。这就是中医所说的同病异治、异病同治。

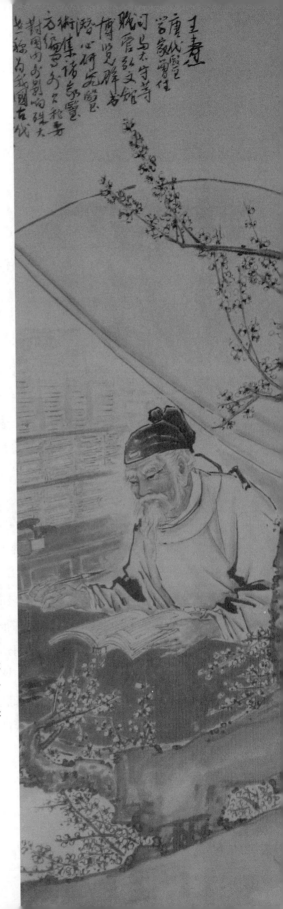

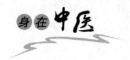

同病异治

> 中医把河道、水和淤泥联系起来考虑，目标就是使河道通畅，方法就是"放水"。

　　刘红宁教授还有一个很好的比喻，就是把人体比喻为一条河道，人生病了就好比河道里的船搁浅了。中医治病的目的就是使河道通畅，船能够恢复航行，采用的方法就是"放水"。这个比喻对于理解中医治病的原理很有帮助。的确，中医治病的过程就好比水库闸门的开与关。水闸一拉，水库的水就被放出来，闸门一关，水又被拦住。而中医师在治病时恰恰就像水库闸门的管理员。

　　同样地，我们也可以把人体生病比作是河道阻塞了，治疗的目的就是使河道通畅。用西医学的观点来看，要解决这一问题首先就要判断问题到底出在哪儿，是水太少呢，还是哪一段河道狭窄了，或是淤泥沉积。如果水太少就要放水，河道狭窄就要拓宽，淤泥沉积就要清淤，这种有针对性的、逐一解决问题的方法很准确，也往往很有效，这是长处。但最大的不足是忽略了从整体上把握问题的所在，如河道为什么狭窄，淤泥为什么会沉积，上游有没有水。所以，西医有时候诊断明确却解决不了问题，尤其是当找不到具体病因的时候就会束手无策。比如腹痛，如果能诊断出是胃炎或肠炎等，就可以进行针对性的治疗，当然治疗的效果不是每个人都很理想；如果查不出来，只好反复检查，实在疼得厉害，只能先打止痛针再继续检查。而中医的方法则与西医有很大的区别。中医首先会把河道、水和淤泥联系起来考虑，河道阻塞会导致淤泥的沉积和下游水量的减少，水量不足又会导致淤泥阻滞

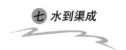

和河道狭窄。所以，河道阻塞是主要矛盾，它可能是多种因素作用的结果，治理的目的就是使河道通畅，方法就是"放水"。闸管（闸的管理员）发挥的作用就是判断阻塞的部位，选择就近的水库，然后拉开闸门把水库的水放出来，利用水来推动沉积的淤泥，不管是狭窄还是淤积，只要水有足够的冲力，河道自然而然就通畅了。这种方法虽然很笼统，针对性不强，但适应面广，确实有效。

闸管放水可能会遇到这样一个问题，那就是一个闸管所掌握的水库里水的多少，以及放水时对水量的把握会影响到放水的效果。如果水库里的水足够多，闸门一开水冲下去，一下子就能把淤泥冲走，否则需要好几次的放水才能将淤泥冲走；如果放水时水量把握得好，达到一个刚好所需的量，就不至于因为水多了造成水灾，或因为水太少了达不

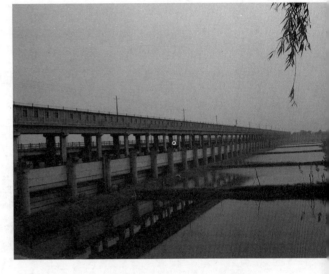

到应有的效果。中医治病也是同样的道理，知识和经验的积累就好比水库的水，而对其所学知识的运用，就像闸管对放水量的把握。许多名中医都是知识渊博、经验丰富的高手，所以他们治起病来就能够得心应手，只要一剂药就能药到病除，而如果医生的理论知识不够扎实，积累的经验较少，治病就要开好几剂药，同时疗程相对来说也要长一些。

还有另一种情况，就是有的水库离河道远，有的离得比较近。近的水库闸门一开，水很快就能冲走淤泥，远的水库则无法达到这么好的效果，"南水北调"需要一个过程。而有的时候，一个水库的水不够，需要调动几个水库的水，使水汇集起来才能达到效果。这就犹如中医的专长不一，有的医生擅长内科，有的擅长外科，有的擅长妇科。或许一个妇科医生也能够治疗内科疾病，但效果可能没有内科医生那么好了。每一个中医师都有自己的

专长，不同医生的专长有不同，用药也有差别；有的医生处方药味少、用量轻，有的医生处方药味多、用量重。就像闸管放水，需要一定的水量，问题才能有效解决，但是水太多也可能造成水灾，"水能载舟，亦能覆舟"。长期以来，在中医师中始终对一个问题存在着不同的认识，就是处方时到底要开多少味药？量要开多大？

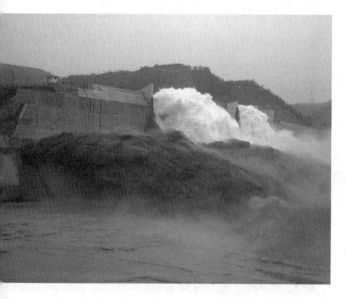

其实这个问题取决于辨证的正确性和组方的严谨性，只要这两点做到了，医生就可以通过实践不断摸索、积累经验，到时自然水到渠成。当然，在保证疗效的前提下，不应当提倡开大方、用重药，否则可能既造成浪费又对人体有害。因此，治疗过程中，度的把握也是很关键的，中医叫作"中病即止"。

明白了这一道理，我们就很容易理解，为什么同一疾病，不同的医生应用不同的方法治疗可能都有效果，只不过有的见效快，有的见效慢。这种现象也从另一个侧面说明了中医治疗疾病首先注重的是宏观整体，然后才考虑局部环节，这也是由中医的思维模式决定的。通过这种方法，中医学能动地把握生命的基本规律以及人与自然环境、社会环境之间的关系，进而探究人体的健康和疾病，做到共性与个性的统一。因此，中医学的"个性化"治疗是建立在宏观思维基础上的，与还原分析的方法有本质的区别。

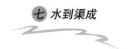

异病同治

尽管疾病不同，只要证一样就可以采用相同的治法，这叫"异病同治"。

有一对母女来看病，看完之后，母亲对我说："医生，我和我女儿患的是不同的病，但是我比较了一下您所开的方，有好几味药是一样的！"我告诉她这就叫"异病同治"。临床上经常用同一首方加减治疗几种不同的病证，如温胆汤治疗失眠、顽固性头痛、心悸、肥胖等；桂枝汤治疗反复感冒、自汗、关节痛、四肢不温等，而且屡屡效验。如果从对抗的角度看，这个现象可能不好理解。在旁的学生问我："既然一个处方就能治好几种不同的病证，这么说来只要掌握了几个方就能解决大部分问题吧？"这显然是做不到的。

中医独特的理论体系决定了辨证论治的重要性。辨证论治，就是运用中医理论，通过对四诊信息的综合分析，辨别疾病过程中某一特定阶段的病理本质，也就是"证"，然后针对这一本质进行治疗，也就是辨证求因、审因论治。所以，尽管疾病不同，只要"证"是一样的就可以采用相同的方法治疗，如慢性胃炎、慢性肠炎、慢性支气管炎、慢性肾炎都可能存在"气虚证"，所以对于同为"气虚证"的不同疾病患者都可用补气的方法治疗。再比如胃脘痛、呕吐、泄泻都可能由于"脾气虚"所致，所以针对这些情况可以用健脾益气的方剂如四君子汤治疗。

每一个"证"都有一系列特定的临床表现，称为"证候"，所以，"证候"往往是一组症状，单一的症状不能代表一个"证"。如"气虚证"的证候特点：容易感觉到疲乏，少气无力，声低懒言，活动后症状加剧等。又如"怕冷"就是一个症状，可能是"实证"的表现，也可能是"虚证"的表现，例如：着凉后怕冷，同时伴有腹部冷痛，或呕吐清水泄泻等，一般是"实寒证"；长期怕冷、四肢不温、面白无力等，一般是"虚寒证"。所以，任何单一的症状，只有当它和其他症状结合起来分析的时候，才能判断是"实证"还是"虚证"。虚证和实证的治法又有很大的差别，虚证用补法、实证用泻法，开出的方子自然不同。如果实证用补法，虚证用泻法，那就叫"虚虚实实"，就要出问题了。好比河里的水太多的时候还继续放水，就可能造成水灾，河里的水不足的时候把闸门关掉，就可能使河床干涸。这样，病情不但不会好转，反倒可能加重。

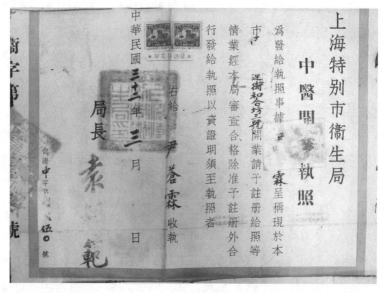

中华民国中医开业执照：1926年6月，淞沪商埠督办公署规定无开业证书不准行医。同年9月，淞沪商埠督办卫生局制订《医士登记开业及试验章程》，并成立医士开业试验委员会，每年春秋两季进行考试。1927年7月，上海特别市政府卫生局成立后又陆续颁布《上海特别市政府卫生局管理医师（西医）暂行章程》《上海特别市政府卫生局管理医士（中医）暂行章程》，贯彻实施。至此，医师开设诊所须有开业执照方可营业。

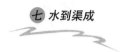

效不更方

中医在复诊的时候中药处方该不该加减？

临床上患者经常会问"医生，如果吃了药病好了一些，要不要再来""为什么两次开的药不一样""为什么复诊时需要加减"。这些说的都是在复诊的时候中药处方该不该加减的问题。通常情况下，由于疾病是动态变化的，所以复诊的时候药要有相应的变化，叫"药随证变"。但是，当第一次开的方有效的时候，应当守住原方，巩固疗效，称"效不更方"；如果治疗没效果，就要考虑可能是辨证错误，应及时调整方药。有些时候辨证正确但效果不明显，也不更方，因为疾病的治疗有一个过程，就好比我们到达一个目标需要走三步，你走完一步还应该继续走两步，否则前功尽弃；还可能是前面的治疗有效果，但由于疾病已经发生变化，也必须根据疾病的变化而变换方药。

在临床上有很多疾病的疗效不好，这固然与疾病本身的特点有关系，但是与医生没有及时调整治疗方案也有关系。比如慢性胃炎，在疾病初期反复发作症状比较严重时，其治疗方法与后期症状缓解以后的治疗方法是不一样的，应有所区别，即使前期的治疗有效也应根据不同阶段疾病的主要矛盾进行相应的调整。所以，复诊时是否更方要具体情况具体分析，根据疾病的动态变化，判断到底方药该不该更改或加减。

好的疗效是每个医生追求的目标，但在很多情况下治疗效果并非像预期的那么理想。我有时候和同事们一起讨论疗效问题，总感觉有些临床报道的有效率偏高，动不动就高达80％，甚至90％以上，可能吗？有的同事开玩笑说，写太低了人家说你没水平！如果真是这样，以后还有谁会相信中医？作为一个医生不仅要正确面对临床疗效，更关键的是要学会如何从疗效好的案例中总结经验，从疗效不好的案例中汲取教训。

提高疗效还有一个诀窍，就是要善于从别人的治疗过程和疗效中总结经验教训。"十问歌"中有一句话叫作"再兼服药参机变"，意思是医生要关注患者就诊前吃过什么药，有什么反应，效果如何等，这可以为你后面的诊断和治疗提供借鉴。如果服药后很有效果，说明原来的辨证思路是正确的，那后续的辨证和治疗可以在此基础上进一步深化；如果没有效果或病情加重或患者感觉更难受，那么就要从中总结教训，重新审视病情调整方案。就好比开车一样，目标确定之后，最重要的当然是选择道路和方向，如果道路正确，一下子就可以到达目的地；在接近目的地时可以放松油门，利用惯性让车慢慢靠近目标；有时候虽然离目的地很远，但只要方向正确，可以沿原来的道路继续往前；更重要的是，如果发现路走错了就要赶快回头。

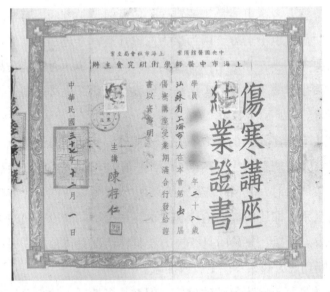

伤寒讲座结业证书：民国年间，上海市中医师学术研究会开办伤寒讲座，学员授业期满即可颁发此证书。

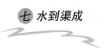

现代人的"健康生活"

> 看来，还是有人愿意花时间去买菜、做饭，而不愿意靠营养液"健康"地活着！

"医生，我该吃什么？什么不能吃？"这可能是每个医生，特别是中医师每天都会遇到的问题。现在媒体的健康教育栏目中有关这方面的内容铺天盖地，有的甚至精确到每天喝多少毫升牛奶，吃多少克蔬菜、多少克蛋白质。诚然，饮食调摄对健康和疾病治疗都是很重要的，但是，如果把人当作机器来看待恐怕就会出问题了。现代人的"健康生活"说起来很有意思，几

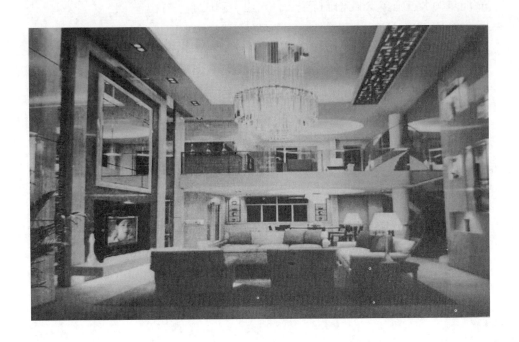

乎各类人群，各种疾病都能找到"准确的合理膳食"标准，几乎对每一种食物的营养成分都了如指掌。给人的感觉就是照这样吃就会健康，每种食物吃进去后变成什么都是明明白白的！每个人都知道这是不可能的，因为牛吃进去的是草，挤出来的却是奶，但许多人都愿意相信它。

有一次，和几位朋友一起去听"营养与健康"的讲座。走出会场，一位朋友开玩笑说："现代的营养学如此发达、可靠，将来餐饮业发展的趋势一定是在合理配餐的原则指导下直接用化学方法，将人体每天所需的'营养'合成后用瓶瓶罐罐装好，每个人只要随身带上自己的'营养液'，或像汽车加油一样直接到加油站补充，按规定时间喝上几毫升。既不用开设大量的食堂、餐厅、饭店，也不用花大量时间去买菜、做饭、洗碗……这样不仅每个人都能健康长寿，而且还能大量节约医疗卫生资源和农业资源，环境问题和粮食问题也可望彻底解决。"另一位朋友急得大叫起来："瞎扯！且不说可不可能，如果真到了那一天，人活着还有什么意思？"看来，还是有人愿意花时间去买菜、做饭，而不愿意靠"营养液""健康"地活着！人是一个社会的人，人如果像细胞那样生活在培养基上，或者像温室里的植物一样每天靠浇多少水、施多少肥来维持生命，人岂不就成了"植物人"！

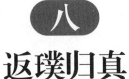

八
返璞归真

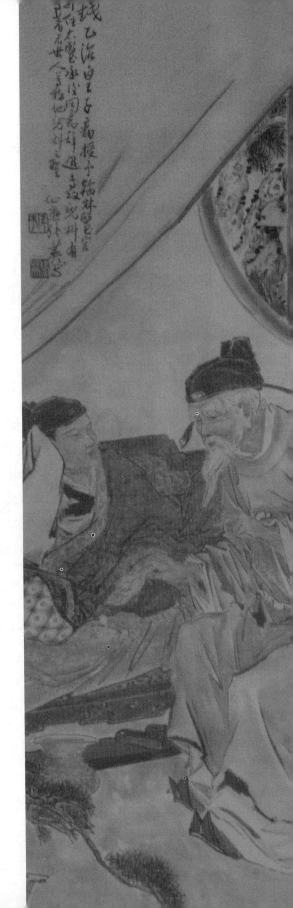

　　尽管我们国家医疗卫生政策明确提出中医、西医并重，但在现行的医疗体系中，西医仍占据着绝对的主导地位，无论是政策法规的导向，还是人员规模、设备投入、经济收入等，中西医都有着天壤之别。于是有人把中医比喻为"替身"，中医的地位由此略见一斑。

　　所谓"替身"指的就是电影里面的替身演员。为什么要有替身演员呢？原因不外乎就是电影中的一些高难动作和技能，演员无法胜任，于是要有替身演员来完成。演职员表里永远找不到替身演员的名字，但替身的角色却只许成功，不许失败。就算替身演得再精彩，功劳也不是你的，然而一旦失败了，那只能说是你没用。更可悲的是，在观众面前风光的永远是那些明星，而替身演员只能是为人作嫁，成为幕后英雄。

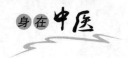

墙内开花墙外香

> 曾有外国学者指出："中医药在中国至今没有受到文化上的虔诚对待，没有确定其科学传统地位而进行认识论的研究和合理的科学探讨，所受到的是教条式的轻视和文化摧残。这样做的不是外人，而是中国的医务人员。"

在西方医学传入中国以前，中医学一直是我们国家的主流医学。然而，100多年来，由于受到西方科学文化和价值观的影响，中医的地位正在逐步发生变化。我们应当清醒地认识到，在我们"主动"改造自己，迎合西医思维模式的过程中，我们曾经引以为豪的中医学已经被肢解得面目全非了。这种"改造"的直接结果就是，中医学从"主力队员"变成了"候补队员"。所以，在当前中医学饱受非议，面临种种误解和困难的时刻，如何回归中医学的本原，又一次摆在我们面前。

西医学有许多长处和优势，这是毋庸置疑的，但是，中西医是不同的医学体系，不能简单地等同起来，更不能以一方的标准去评判另一方，这也是起码的常识。遗憾的是，几乎所有现行的医疗法规和评价体系都是以西医为标准建立起来的，中医的地位和处境就可想而知了。

有人说中医和西医服务对象都是"人"，所以，就不应该有两个标准，此话初听起来不无道理！当两个人在同一个赛场、同一个起点上赛跑时，当然要用同一个规则和评判标准，但是，如果两个人从不同方向、不同距离、不同路况向同一目标跑去时，你还能用同一个规则和评判标准吗？可以设想一下，如果都按田径比赛的规则来制定交通规则，恐怕以后路上就没有人和车了。再打个比方，拳击和武术都是竞技手段，但二者有本质的区别，如果拿拳击比赛的规则去评判武术，显然是不合理的！

有些人津津乐道中医在国外得到越来越多人的青睐，却不愿意去想想，为什么"墙内开花墙外香"？当有的人听说美国人承认中医是alternative and complementay medcine（也就是所谓的"替代和补充医学"），外国人把中医称作oriental medicine（东方医学）时，兴高采烈甚至引以为豪。我们不禁要问：如果中医仅仅是一种"替代和补充医学"，那么中华民族五千年的繁衍生息靠的是什么？难道我们对民族医药文化的信心，要来自洋人给我们打的"强心剂"？可见中医在国人心中的地位已经岌岌可危！德国慕尼黑大学波克特教授早在20世纪80年代就一针见血地指出："中医药在中国至今没有受到文化上的虔诚对待，没有确定其科学传统地位而进行认识论的研究和合理的科学探讨，所受到的是教条式的轻视和文化摧残。这样做的不是外人，而

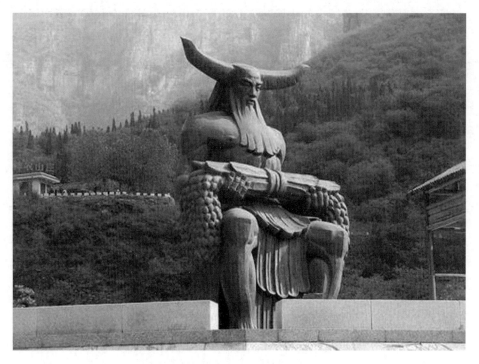

传说中农业和医药的发明者神农氏的塑像

是中国的医务人员。他们不承认在中国本土上的宝藏，为了追求时髦，用西方的术语胡乱消灭和模糊中医的信息，是中国的医生自己消灭了中医。"这不能不说是炎黄子孙的悲哀！

据《挽救中医》一书指出："帮助中国实现中药现代化、科学化和国际化，是洛克菲勒集团要消灭中医的阴谋。"20世纪初，洛克菲勒集团是中国点灯用的"洋油"（即"煤油"）的独家供货商，也是中国最大的西药供货商，但是当时在中国大部分人都不看西医，自然也就没有了西药的市场。于是洛克菲勒及其家族以学术基金会的名义，捐了一点钱给中国的医药界，美其名曰"帮助中国实现中药现代化、科学化和国际化"，目的就是要中国人对自己的中医药学术的根源与体系产生怀疑，以至于厌弃。所幸的是当初他们费尽心机的阴谋没有得逞，否则当中药真有那么一天走上了这条所谓"光明大道"时，它与西药也就没有区别了。

中医究竟好不好？我不止一次地问自己同样的问题。如果说不好，为什么日本、韩国、欧美国家的中医热正在不断升温？为什么有些国家千方百计想把中医据为己有？如果说中医好，为什么近百年来国内总是有人千方百计地想消灭中医？如果说中医有用，为什么那么多学中医的人在开西药，骂中医？如果说中药没用，为什么开中成药的西医比中医多？为什么药店门口要写"道地药材"却不写"GMP生产"？

在许多人急急忙忙否定中医的时候，"中医"又被另一部分人用作赚钱的敲门砖。如今，我们随时可以在广播上、电视里、网络中看到许许多多的药品、保健品等标榜着"纯中药制剂""无毒副作用"。更可悲的是，一旦这些"伪中药"出了问题，总会有那么一帮吹鼓手把所有的责任推给中医。所谓的"纯中药制剂""无毒副作用"，表面上看来好像是在赞扬中医药，但实际上却让中医药一次又一次背上了"黑锅"。真正的中医从不自认为中药是无毒副作用的，为什么要强加给它这么一顶"帽子"？相反的，滥用中药所产生的负面影响往往被归结为是中医的罪过，这对中医来说是十分不公平的！这样的结果使中医一次次陷入了迷失自我的尴尬境地。

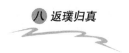

是药三分毒

> 有<u>些</u>中药是有毒的，有的甚至是有剧毒的，不管是欧阳锋还是黄药师都深谙此理。

　　中药有毒本来就应该是人人皆知的，《内经》说"药者，毒也"。这里的"毒"和我们现在所说的"中毒"不是一回事，指的是药物的偏性，治病的原理就是以药性之偏纠病性之偏，如寒证当用热药，热证当用寒药，如果中药没"毒"，怎么能治病呢？但是，中药如果使用不当或用量太大就可能使病情加重或产生新的病证，如热性药对寒证有益，而对热证就有害，这些都是常识。我无法考证"中药没有副作用"这句话出自何处，但可以肯定，说这句话的人肯定不是中医。

　　从"中毒"的角度看，有些中药如砒霜、红升丹、白降丹（含汞）、巴豆等，都是有毒的，有的甚至是有剧毒的，对此我们的祖先不可能不知道，不管是欧阳锋还是黄药师都深谙此理。古代小说中有许多关于暗器伤人中毒的故事，其中对毒性发作的时间、症状甚至中毒后的处理方法、解药等都有详细的描述。现在有些人经过几年研究发现"中药有毒"，似乎发现了"新大陆"。有报道竟然认为"90%以上的中药毒性未能掌握"，不觉得可笑吗？更可悲的是，当外国人研究报道说，发现某些中药或中成药有毒的时候，国人顿时被吓呆了："原来我们吃了几千年的中药竟然有毒？"一夜之间在恐惧中仿佛都有了上当受骗的感觉。

　　事实上，稍懂中医的人都知道，早在《神农本草经》中就将中药分为上、中、下三品，并指出"下品多毒，不可久服"；李时珍的《本草纲目》

更将有毒中药细分为大毒、有毒、小毒、微毒四级，其中毒性中药381种以专篇介绍。令人费解的是，为什么会有那么多人认为"中药毒性并不明确"？

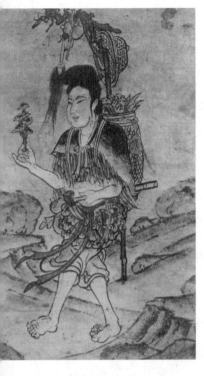

神农采药图

当然，有些药物的毒性起效快，如砒霜；有的药物毒性起效慢，如天南星。即便是有些没有直接毒性的药物使用不当也会发生不良反应，甚至危及生命，如麻黄是发汗解表药，如果使用不当也会因出汗过多，阳随汗泄导致亡阳虚脱。所以不能认为有的中药没毒或毒性起效慢，就可以滥用，也不能因为中药使用不当引起中毒就把中药说得一文不值，或干脆弃而不用。2005年美国FDA批准以砒霜（三氧化二砷）治疗某种类型的白血病，药物专家史瓦涅说："这是让人大开眼界的发展。"而砒霜（砒石）这一味剧毒药首载于《日华子本草》，在我国用于治疗疾病已经有800多年的历史。

尽管现在社会上有人对中药提出了这样那样的置疑，但是它始终是中医治病的重要载体。安全性高的中药，虽使用范围广，有的甚至能够作为食物长期服用，但一般只能作为辅助用药，而毒性较大的中药往往是治病攻邪的良药。清代名医叶天士擅用毒虫类药治疗癥瘕、积聚、惊厥等，被传为佳话；现代名医以有毒中药治疗癌症、痹病等疑难病的也不乏其人，解决了许多临床上的难题。如果因中药有毒性而不能使用，那中医在很大程度上就只能成为一种摆设。我们在千方百计寻找中药毒性的时候，似乎忘记了中药的中医属性。客观地说，如果离开了中医理论的指导，离开了药物配伍的君臣佐使，中药就不再是中药了。另一方面，我们在想方设法为中药正名的同时，却又不得不面临另一个尴尬的局面，那就是现在中药特别是中成药滥用的现象十分普遍。展现在我们眼前的许许多多不伦不类的中成药说明书和铺天盖地的中药广告，一次又一次地把中医卷入了不明不白的是非之中。

近几年陆续出现了一些所谓中药中毒的报道，有的甚至大肆炒作，难道都是因为中药的毒性问题？如果照这么说，大部分西药都会置人于死地。从西医的角度看，药物的不良反应虽然在药物说明书上都有相当明确的描述，但药物的不良反应并没有因此而得以完全避免，因为医生依然很难预测这种不良反应会发生在哪些患者身上，既然如此，为什么人们不会谈"药"色变！所以，关键问题是使用是否得当。

前段时间有一些报道，说的是市面上一些"减肥"的中成药如"龙胆泻肝丸"服用后引起肾功能衰竭的事件。于是，好端端的中药俨然成了毒蛇猛兽！报道说，经研究发现：龙胆泻肝丸引起肾损害的罪魁祸首是方中"关木通"所含的马兜铃酸。我们暂且不去解释为什么把龙胆泻肝丸（《医方集解》）中的"木通"替换为"关木通"，先看看清泻肝火的龙胆泻肝丸被当作减肥药使用，直用到肾阳虚衰依然继续服用，这又是谁的过错呢？如果仔细分析不难发现，有些毒副作用显然与使用不当及长期过量服用有关。

古人说"人参杀人无罪，大黄治病无功"，如果吃错药、滥吃药还不会死人那肯定是假药！我们不妨作一假设，如果把一辆性能卓越的小汽车开到海里，结果沉没了，人也淹死了，这是汽车的错吗？而此时如果造船厂老板带着一群看热闹的人齐声责备："这汽车安全性能太差，把乘客害死了。"难道这不比淹死人更让人感到心酸吗？

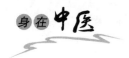

用其所长，避其所短

事实证明，中医可以解决很多的问题，而且具有西医不可替代的优势。

现在我们应该怎样来认识中医的地位呢？我们知道，医学是人类社会发展的必然产物，是人类与大自然做斗争所必须具备的手段。有人类就会有疾病，有疾病就需要医学。一种医学之所以能够存在，它必须具备有效、不能被其他医学所取代的特征。如果它无效，那就解决不了人们的疾病、痛苦，那么民众也就不再需要它。或者，假设中医能够被西医完全取代，那它也就不再拥有存在的价值。

不可否认，化学治疗和抗生素的发明，解决了很多疾病包括一些传染性疾病的治疗问题。例如1941年青霉素被用于临床，1944年链霉素被发现可以治疗结核病。在疾病预防方面，由于预防性疫苗的相继研制成功，许多传染病得到控制。还有器官移植技术的成熟和人造器官的成功应用，使众多脏器坏损的病人重获生存的希望。但是，化学药品所带来的危害也正逐步引起人们的重视。2008年3月11日许多报纸刊登了一篇名为《4100万美国人天天喝"药水"》的文章，文中说到"美国9日公布的一项调查结果发现，美国24个大城市的饮用水中含有抗生素、镇静剂、性激素等多种物质，目前至少有4100万人饮用这种不安全的水"。

随着社会经济的发展和医疗水平的提高，人类疾病谱正不断地发生变化，人们曾一度把健康的希望寄托于现代科学技术的飞速进步，然而，科学技术的进步并没有像人们所期待的那样解决所有的健康问题。事实证明，中医可以解决很多的问题，而且具有西医不可替代的优势。不仅在古代如此，现代如此，未来也一定如此。例如，感染性疾病曾经是抗生素大展身手的领域，大多数的抗生素对细菌性感染具有良好的疗效，青霉素的发现彻底改写了感染性疾病治疗的历史。但是，面对着大量由病毒、支原体、衣原体感染引起的疾病，抗生素可能无功而返，或只能依赖于大剂量的激素，而此时中医药往往能起到良好的作用。欧洲曾经有几次流感大暴发，死亡数千万人。然而，从文献记载来看，中国历史上却从来没有出现过类似欧洲大流感那样，一次成千上万人死亡的悲剧。时至今日，外国人听到流感往往十分紧张，而大部分中国老百姓似乎很少有这种感觉。因为在中国人的印象中，对付流感用几剂中药大多能够药到病除。这就如同面对疟疾，欧美人到亚洲就很怕到疟疾高发地区，中国人往往处变不惊，因为中医药能够解决这些问题。

又如肿瘤，在早期手术切除后，或放疗、化疗通常有较好的疗效，或者可以达到根治的目的。但一旦进入中晚期，就目前来说，西医学对其并没有什么有效的方法，这种情况下患者往往求治于中医或要求配合中医治疗。现在中国的肿瘤患者，特别是到了中晚期以后，选择中医药疗法已经成为一种日益普遍的现象。实践证明，中医药在肿瘤辅助治疗、提高生活质量、缓解放化疗的副作用方面具有明显的优势。有一位肺癌患者，发现时已经到了晚期，由于失去了手术的机会，肿瘤医院的医生先给他进行放射治疗，后来又改为化疗，效果都不理想。于是改用干扰素治疗，结果由于副作用太大，患者出现胸痛、剧烈呕吐等反应，最后只好放弃而改用中药治疗。我给他开了健脾化痰、理气宽胸、益气养阴的方子，几天后症状明显改善。出院回家后，我又在原方基础上加入化瘀散结的药物进行治疗。就这样，他又高质量地活了整整2年半的时间，最后安详离去。相比前面那个花了八十几万的医药费，只换来不到一个月毫无质量的生活的肿瘤患者，你能说中医没有优势吗？

再如肝硬化，一直以来被认为是最难治的重病之一。许多患者到了后期因肝功能失代偿出现腹水，大多只能采取消除腹水和护肝的疗法，但效果并不理想。中医采用辨证论治的方法治疗往往有明显的疗效。十几年前，曾经有一位患者在台湾被确诊为肝硬化腹水，病情严重，医生建议他换肝（肝脏移植）。由于家里在大陆有企业，在等待肝源期间，他到福州疗养。有一天突然大量出血，送到医院抢救的同时请我去会诊。根据辨证，我给他开了张处方，主要是健脾疏肝、清热利湿，他服了一段时间后自觉症状消失，气色也大有改善。半年后他在台湾的医院复查，检查的结果让医生几乎不敢相信，腹水已经消失，肝功能基本恢复了正常。直到现在，十几年过去了，他依然能够像正常人一样工作和生活。

当今社会人们精神压力较大，一些精神心理方面疾病如"失眠""抑郁症"等的发病率呈上升趋势。对于功能失调的疾病，西医除了进行镇静安神、抗焦虑、抗抑郁的治疗外，别无良策，由于不能从根本上解决问题，相当一部分患者不能融入正常的社会生活当中。中医在这类疾病的治疗上优势更加明显。

不久前，我曾治疗过一位21岁的女生。那天她在父亲、母亲、爷爷、奶奶的陪同下前来就诊。在整个就诊的过程中，她显得非常烦躁但一言不发。从她家人那里我了解到，一年前由于受到惊吓和感情方面的刺激，患者开始出现多疑、恐惧、夜间噩梦等症状，时而默默无语，时而烦躁不安，还有自杀倾向，她也因此丢了工作。到医院检查，被诊为"抑郁症"，经治疗后效果不明显，又进一步出现头晕、头痛、失眠。她的奶奶爱孙心切，看到一个好端端的孩子变成这样，不知流了多少眼泪，全家人也为此整天心神不宁却又束手无策，正常的工作、生活都受到严重的影响。后来只好求助于中医。诊毕，我开了温胆汤合甘麦大枣汤，嘱其服用。1周之后复诊时，患者便开始愿意与医生交流，于是随症加减。2周之后，患者开始能够主动诉说病情，总体的精神状态已有明显改善。在第4次复诊的时候，我惊讶地发现这回她竟然没有家人的陪伴，而且还介绍了一位她的朋友前来就诊。过了不久，她奶奶特地打电话来表示感谢，说是救了孩子一命，还说孩子全好了，去上班了。类似的病例临床并不少见，问题是如何发挥中医的作用。

随着我国逐步进入老龄化社会，老年性疾病不断增加，衰老和抗衰老的问题也越来越受到重视。迄今为止，绝大部分中国人在保健、延缓衰老方面还是首选中医。原因很简单，一是中医具有十分先进的健康理念，也就是我们通常所说的"养生之道""道法自然"，强调的是身心合一、天人合一；二是把养生与日常生活和劳动实践有机结合起来，把总体的健康问题和不同年龄、不同个体的生理特点结合起来。所以，无论是中药调理、精神调摄，还是饮食起居、体育锻炼等

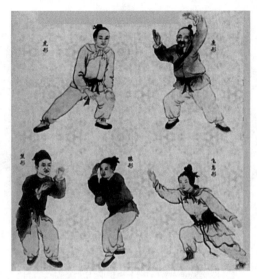

华佗五禽戏

都更适合于中老年的身心养护。历代许多名医本身就是高寿之人，就是最好的例证。从我们经常见到的四时养生膏方，到清晨公园里打太极拳、练气功的人们的身上，无不让我们深切地感受到中医药养生保健的魅力。

可见，中医药在构建人类的健康保障服务体系和许多疾病的防治方面，都有着无法替代的作用和得天独厚的优势，这点从来没有人怀疑过。但是，必须注意的是，我们在评价中医的疗效和优势时，不能否认西医在人类健康事业方面的重要作用，说中医好不等于西医不好，西医学也同样有许多长处和优势。例如外科手术、急救医学手段等方面的优势都是中医无法比拟的。尽管早在东汉时期，中医的外科手术水平曾遥遥领先于当时世界上任何一种医学，但是，手术是一门以局部解剖学为基础的医疗技术，随着工业革命所带来的手术器械和麻醉技术的进步，实现了西医外科理论和技术突飞猛进的发展。今天，当面对一个需要手术的患者，再去强调华佗的外科技术和"麻沸散"就没有必要了。在我们提出发展中医药事业的时候，首先要明白的是中医有什么优势，接下来才是如何发挥优势。如果不明白这两点，仅仅依靠攀比，或在仪器设备、医疗项目等方面与西医医院趋同，结果就只能是差距越来越大，最终将丧失自我。

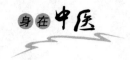

中医有效吗

中医究竟能治哪些病？想简单地用"病"的疗效作为
判断中医优劣的依据，这本身就不符合中医的特点。

既然提出要明白中医的优势，有的人立刻就会问："究竟中医在哪些
疾病的治疗上有优势？""能不能拿出一些依据来？""能不能形成一些
指南？"这些问题实际上是很难回答的。因为这里设定的是以西医的病为对
象，因此，要中医回答这些问题就勉为其难了。中医诊疗体系的核心是辨
证，尽管提倡辨证与辨病、辨症相结合，但是，中医最核心、最主要的立法
原则依据还是"证"。所以，想简单地以针对某一特定疾病疗效的好坏作
为判断中医的优劣、存废的依据，这本身就不符合中医的特点。在中医看
来，同一疾病在不同阶段、不同环境、不同个体是不一样的，很难找到一
种统一的方法去针对不同个体。因为在中医的眼里看到的是人而不是病，
人是活的，病也是"活"的，所以，医生的思维和辨证分析能力也必须是
"活"的。

在过去的100多年中，西医学借助当代科学技术的发展在各个领域取得
了长足的进步，已经成为一门十分先进和精细的科学，获得了大多数人的信
赖。"病"是看得见的、可以"量化"的，这一概念已经深入人心，所以，
"病"的疗效也自然而然成为评价各种医学体系的唯一正确标准。人们一旦
生了"病"，就立刻会想到那些高高大大的先进的仪器设备，将生命和健康
的希望寄托在那一张张打印得整整齐齐的彩色的报告单上。然而，事实上这
些先进的仪器和随之而来的治疗手段，并没有像他们想象或希望的那样神奇

有效，人类仍然面临许多严重的问题亟待解决，如心脑血管病、遗传病、恶性肿瘤、艾滋病等仍旧不能得到治愈。以乳腺癌为例，尽管采用了先进的乳腺钼靶X线摄片和乳腺超声检查相结合的筛查方法以及高超的外科手术，乳腺癌的死亡率仍然居高不下。尽管新一代调脂药物层出不穷，但心脏病的发病率并没有因此得到控制。虽然使用了大量高效的化学药物和精准先进的仪器设备，哮喘、关节炎、糖尿病等几乎所有慢性病仍然不断发生。

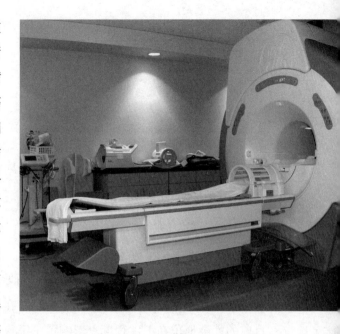

　　面对着诸多的困惑，越来越多的人再次把目光投向中医药。在大部分人的印象中，中医讲宏观，西医讲微观，中医善治慢性病，西医善治急性病，中医治本，西医治标，所以一方的长处正是另一方的短处，二者具有很强的互补性，结合起来就能扬长避短。但实际情况并非完全如此，中医治本但有时候也治标，在中医治则里面就有"急则治标"的原则，具体治法如止血、止痛、收涩等都是立足于治标的；西医治标但有时也治本，例如用手术方法治疗阑尾炎，用肾脏移植方法治疗尿毒症等，都是立足于治本的，只是中西医对标本的理解有所不同。虽说中医善治慢性病，但对于有些急性病如高热甚至昏迷，也有很好的疗效，一般感冒高热，打针、吊瓶可能需要2~3天，而中药一剂往往就能解决问题，而对于有些慢性疾病如高血压、糖尿病等，更多的人仍然选择西药治疗，因为西医不仅疗效确切，而且服用方便。所以，标、本、急、慢并不是区分中西医长处和短处的关键，只有从两种医学体系不同的认识角度出发，遵循各自的思维规律，才能真正做到优势互补。

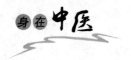

"替身"演员

> 当前中医所处的这种"替身"的地位，使中医学子处于极度窘困之中。

前几天参加同学聚会，有一位地方领导深情地说："你们所从事的专业是一个很神圣的专业，是母亲的专业！"在场的人都深受鼓舞。的确，中医目前的社会地位在一定程度上影响了中医人的信心和中医事业的未来。如果每个中国人都把中医学当作"母亲的专业"，我们还需要为中医学的未来担忧吗？然而，我们不得不承认，当前，对民族文化的不认同感和中医所处的这种"替身"的地位，使广大中医学子处于极度窘困之中。

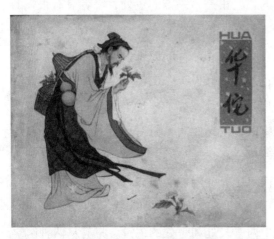

华佗：东汉末年著名医学家。他精通各科，尤以外科著称，所发明的"麻沸散"是世界上最早的全身麻醉剂。

某一明星身患绝症，不幸去世，就因她曾经服用过中药，就说她是被中医害死的。且不说她是不是真的看过中医，辨证如何。即便属实，难道只要生前看过中医，服过中药，不管身患何病，死于何因，只要人死了，就是中医"害死"的吗？如果都照这样的逻辑，那么每年被西医"害死"的人还会少吗？

有报道说，鱼腥草注射液会引起过敏性休克、呼吸困难

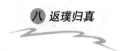

等严重不良反应，甚至死亡。于是各大医院争先恐后叫停使用"中药针剂"。且不说鱼腥草注射液还是不是中药，是不是在中医理论指导下应用的，单说如果因为生产工艺或药材质量出现了问题，导致患者发生意外死亡，就把责任推到中医头上，这合理吗？如果以此类推，不知哪种西药还能继续使用。

有的地方不顾主管部门的三令五申，迫不及待地把中医药赶出急诊科，在传染病防治中更是把中医拒之门外，哪怕有些急症的处理和传染病的防治本身就是中医的优势也置之不理。在他们眼里，抢救患者不用中药是天经地义的事，中医师在按照中医药的方法进行急救的过程中，如果患者死亡，就成了医疗事故；而西医师按西医方法进行急救时患者死亡，却没有任何责任。这些不仅严重限制了中医大夫抢救病人的积极性，也使行之有效的中医急救方法消亡殆尽。这样一来，有几个医院敢要中医院校的毕业生，还有几个学生能安心地学习中医呢？

母亲是伟大的，但是，当儿子把情感都投向年轻漂亮的洋媳妇的时候，母亲的日子可能就不好过了！所以，现在中医药所面临的许多让人啼笑皆非的事，就不足为怪了。

朱清时院士说过："在我国科学技术即将赶上西方的时候，我们不能忘记我们的传统文化，而且如果我们忘了传统文化，不把传统文化的优点发挥出来，那我们就会赶不上西方。"

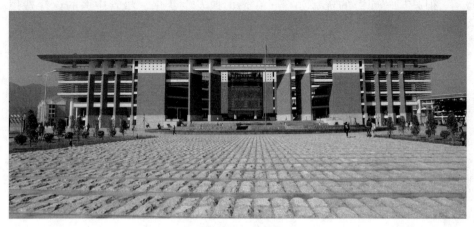

福建中医药大学校景图

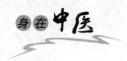

简、便、廉、验

中医药简、廉、便、验的优势还都存在吗？

　　人们通常说中医的特点是简、便、廉、验。几千年来，我国广大劳动人民凭借中医药"简便廉验"的特色和优势得以代代相传。"验"就是有效，是中医存在的前提，前面已提过，这里就不再多说。"廉"是中医的优势。20世纪70年代，我国以世界1%的卫生费用，解决了世界22%人口的医疗保健问题，创造了发展中国家的奇迹。其中的基本原因之一就是以中医药为主、中西医并重的农村合作医疗发挥了重大作用。基层中医药工作者靠一把草、一根针救治了芸芸众生。中医药的针灸按摩、院内制剂等在临床的普遍应用，既保证了疗效，也使医疗费用大幅下降，老百姓花很少的钱或不花钱，就可以使疾病得到防治。

　　但是，"廉"的优势如今正在悄悄地发生变化。尽管中医的诊疗费用依然是很低廉的，中医师的价值也因此没能得到很好的体现，但是，现在的一些中成药，包括颗粒剂，它的价格已经不比西药便宜了。有人曾经比较过治疗糖尿病的二甲双胍和玉泉丸，二甲双胍缓释片一瓶（30片）的价格为18元，常规用量是1天1片，而1瓶玉泉丸价格约为12元，按常规用量只能服用6天，谁廉谁贵一目了然。再如，九味羌活汤由羌活、防风、苍术、川芎、白芷、黄芩、细辛、生地黄、甘草等组成，是治疗外感风寒湿、内有蕴热的常用方。可是常规用量的"九味羌活汤"做成颗粒剂后，每小袋7元多钱，一天需要15元。我们这里先不比较疗效，单凭价格这一点，中药的"廉"的优势已渐渐消失，甚至有的已经超出了患者所能承受的范围。

　　"便"曾经是中药的另一个优势。以前说的"简便"更多是指中草药来源方便，随手可得。如生活中常用的姜、葱、豆豉、谷、麦或"路头砂""灶心土"等，或者生长于房前屋后、车前马迹中的草药，如车前草、马齿苋等，都是常用的中药。止血用的墨汁、血余炭（头发烧成的灰），镇惊用的路头砂，感冒用的姜、葱、豆豉等，不仅方便而且安全有效，特别适用于我国大部分农村地区。

　　晋代名医葛洪著有《肘后备急方》，书名的意思是可以常常备在肘后（带在身边）的应急书。书中收集了大量救急用的方子，这些方子都是他特意挑选的，方中所用的多数药物是一些身边有的、便宜的或比较容易得到的，消除了以前的救急药方不易理解、药物难找、价钱昂贵的弊病。他尤其强调灸法的使用，用浅显易懂的语言，清晰明确地注明了各种灸的使用方法，使没有学过针灸的人也能使用。但是，现在的一些做法包括各种各样的条条框框，正在使这一优势逐步地离我们而去。相反的，在科学技术、交通工具日益发达的今天，西药无论是剂型工艺改革还是服用方法都比中药方便很多，甚至在许多人眼里，中药的最大缺点就是"不方便"。我们现在不得不开始担忧：中医药简、廉、便、验的优势还存在吗？

九

柳暗花明

中医目前正处在一种十分尴尬的境地。一方面大多数人承认中医是中华民族的文化瑰宝，但另一方面，中医的生存空间却在急剧萎缩，从而形成鲜明的对比。中医是什么？从这点上看，我们可以把中医比喻成熊猫，而且只能是"熊猫宝宝"。熊猫有什么特点呢？大家都知道，熊猫是国宝，是活化石，非常珍贵、稀有，在大自然中又显得那么弱小，因此它需要保护，中医也是如此。

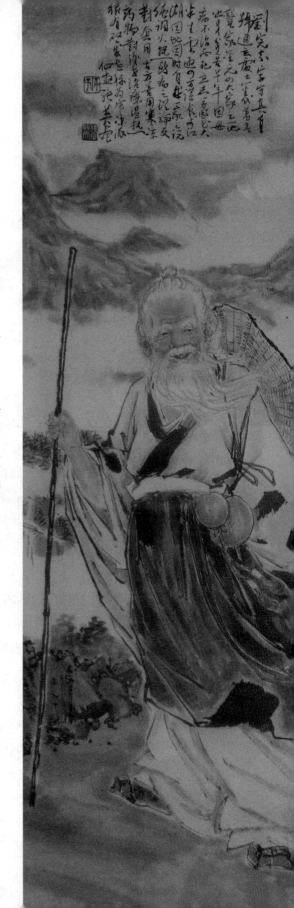

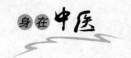

国宝级中医

> 著名中医评论家毛嘉陵曾经有一比喻："国宝级的中医比熊猫还少。"

《国务院关于扶持和促进中医药事业发展的若干意见》指出："随着经济全球化、科技进步和现代医学的快速发展，我国中医药发展环境发生了深刻变化，面临许多新情况、新问题。中医药特色优势逐渐淡化，服务领域趋于萎缩；老中医药专家很多学术思想和经验得不到传承，一些特色诊疗技术、方法濒临失传，中医药理论和技术方法创新不足；中医中药发展不协调，野生中药资源破坏严重；中医药发展基础条件差，人才匮乏。"

著名中医评论家毛嘉陵曾经有一个比喻："国宝级的中医比熊猫还少。"目前，究竟中医队伍的实际情况如何？统计的数据只能提供参考，核心的问题是，在整个医疗体系中，中医只是一个弱势群体，而且现在的医院（包括中医院）基本上是按照西医的体系建立起来的，再加上各种各样的限制，使中医药再一次处于进退两难的境地。

必须承认，中医的健康理念始终是先进的，但是，要理解其中的道理，在过去也许不会有什么障碍，现在可能就难了。我们希望有一天中医先进的理念能够再一次为广大民众所接受，至少要对中医有比较客观的、公正的、正确的认识，否则，那一天永远也不会到来！"振兴中医"的提出，也让我们从另一个侧面看到了中医如今的处境与地位已不容乐观。有一位老教授对我说："当我们振臂高呼振兴中医的时候，我们真的为中医的前途和命运考虑过吗？现在每年国家在中医药教学科研方面投入那么多钱，培养出来的人

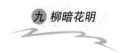

才都是中医吗？研究出来的结果都是中医吗？"

　　那么中医需要谁来保护呢？我们不去说别人，先说说自己，至少中医人自己要爱中医！我们有时候感觉很困惑，为什么有那么多学中医的人不爱中医？有一次同学聚会，说着说着就说到了中医的现状，激进的有之，悲观的有之，突然有一位同学高声说："我们这些人有什么资格骂中医？我们都应该感谢中医！为什么呢？第一，我们的祖先要感谢中医，如果没有中医可能就没有我们的祖先，就不会有我们，我们哪一个人身上的血液中没有'中药的成分'？第二，我们也要感谢中医，中医给了我们一碗饭吃，我们的同学都是做中医这行的，至少中医养活了我们。所以，我们没有理由骂中医。"他的话很实在，也很到位，如果连我们自己都不了解中医、不相信中医、不热爱中医，中医的命运就可想而知了！

　　为什么有些学中医的人不爱中医呢？原因很复杂，一方面可能是因为整个社会环境的影响，现在的人比较现实，对于大多数人来说讲钱、讲效益已经是天经地义了，相对来说中医赚的钱比较少。我经常跟学生们说，"学中医的人首先要耐得住清贫，守得住寂寞"。回头看看，历代医家没有一个是富翁，并不是他们没有这个能力，而是他们所肩负的社会责任使然。

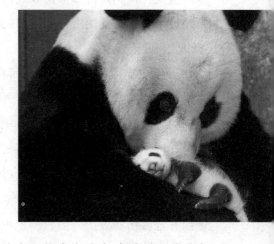

另一方面可能是自身学习缺乏主动性，安不下心来学习，功夫不到家，因此没有从中医临床实践中感受到那种治病救人的成功喜悦。更重要的是，西学东渐之后，现代科学技术及其带来的实证主义增强了人们对传统文化的不认同感，加上走出校门后与西医相比的落差感和自卑感，尤其是当前中医在现今医疗体系中所受到的种种限制和中医从业人员严峻的就业形势，就像双重紧箍咒一样，不断打击着中医学子的信心。底气不足，信心没了，爱中医的人就少了，懂中医的人就更少了。不知道中医是什么，懂得爱中医的人当然就是凤毛麟角了！

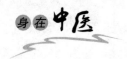

失传的绝技

中医的许多绝招和秘方已经失传或濒临失传！

中医之所以是"国宝"，除了人才和学术，还有就是一些"绝招"。这些"绝招"可以说是每一位医生的看家本事，但这一点长期以来没有引起大家的重视，特别是许多散落在民间的"宝贝"，包括秘方、手法等。它们都是经过千百年来的实践证明有效的，甚至是无数人生命换来的宝贵经验，但如今已经失传或濒临失传。

当年在实习的时候，我们所在实习医院的外科治疗烧伤是一个特色，主要治疗方法就是用"虎杖液"外喷。"虎杖液"是医院根据老中医的验方配制的院内制剂，是以虎杖、侧柏叶等为主要成分的一种酊剂，广泛用于Ⅰ度、Ⅱ度烧伤的患者。实习时每天在门诊和病房都要接诊许多烧伤的患者，当时我们的任务之一就是轮流给患者喷药，一天喷两次，直到最后结痂、脱落，无需包扎，但几乎不会留下疤痕。我在实习的时候，曾有一次意外被滚烫的开水烫伤，衣服一脱，整层皮掉下来，非常可怕。当时没有采取其他的措施，只是用医院的"虎杖液"外喷，结果一周就痊愈了，且没留下任何疤痕。十几年后，我的一个同事被开水烫伤，医院给她清创、包扎、治疗，住院住了一段时间总算把烫伤治好了，可因为疤痕收缩还做了疤痕切除和植皮手术。半年时间过去了，她的皮肤还没有完全恢复。为什么会出现这种情况？原因很简单，首先是因为类似于"虎杖液"这类的东西不够"先进"，而且当年喷一次只收5毛钱，一个病人一天喷两次也只收1块钱。更重要的是，万一伤口感染了谁来负这个责任？于是，就没有哪家医院愿意使用"虎杖液"，没有了需求当然也没有人愿意再生产了。失去的是"宝贝"，受苦的是百姓啊。记得我当时自己喷了一星期只花了几元钱，而我的同事虽然伤情较轻却为此花费了1万多元，还留下了永久的遗憾。

我的一个亲戚，是外科学教授。许多年前，他妈妈的一个脚趾头烂了，经诊断是"血栓闭塞性脉管炎"（中医叫"脱疽"），治疗的方案是要把坏死的脚趾头截掉。他和他的主任亲自为他妈妈动手术，手术非常顺利。手术当天，因为下地不方便，只好用痰盂在床上小便，一不小心碰倒了痰盂，尿液洒在了伤口上，于是伤口感染、溃烂，一直烂到了脚底、脚背。他是个孝子，每天亲自给母亲换药，却都没有效果，只能眼看着溃烂的面积越来越大。他感叹地说："若继续使用外科的方法，估计只能把烂的整只脚截掉了。"他的弟弟看他已经束手无策，就自作主张跑到当地"土医生"那里，花5毛钱买了一瓶"白药水"。"土医生"让他拿一根鸭毛洗干净晾干，然后沾着"白药水"涂抹患处。一天一天过去了，他母亲的脚也就这么好了。后来我到当地打听"白药水"的下落，却一直没有找到。当初我不明白为什么没找到"白药水"，今天，当眼看着掌握这些"绝招""秘方"的老人不断逝去，许多民间的验方由于失去其赖以生存的土壤也逐渐消失，我终于明白，许多类似"白药水"的东西肯定是失传了。

类似的例子还很多。我们都知道应当继承和保护，但却不知道如何保护，更谈不上继承了。回顾这几年走过的路，不难发现要继承和发扬中医，单靠政策是不够的，还应当知道中医的特点，遵循中医的规律，更重要的是给它一个适合生存的环境，而这是需要勇气的。就好比种树，如果不考虑树的特性（生活习性），不考虑树生长的环境，用种松树的方法种榕树，或者一看到榕树长出根须就觉得是怪物，就非要把它剪除。如果这样，不管你种得再多，投入再大，其结果是可想而知的。

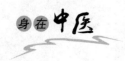

暂时说不明白的道理

> 应当相信，存在的总有一定道理，哪怕这道理暂时说不清楚。

不少朋友曾经说过相同的一句话，"现在中医没有西医发展得好，就是因为中医不能像西医那样拥有大量高科技手段和设备的支持。时代变了，你们应当借助西医的实验手段、仪器设备来发展中医……至少可以证明中医的合理性，也可以让西医和外国人听明白"。这听起来不无道理，与时俱进嘛！可是仔细想想，他们究竟是过程不明白还是结果不明白？如果关心的只是过程而不承认结果，恐怕永远也不会明白！因为中医和西医区别的核心是思维问题。站在西医学的角度似乎很难理解为什么仅仅通过诊脉就能够判定体内的疾病，而对于像经络、腧穴这样的问题，更是觉得不可思议。

应当相信，存在的总有一定道理，哪怕这道理暂时说不清楚。举个简单的例子，"农历"是我国古代劳动人民总结出来的，一年二十四节气，一天十二时辰，在"说明白"之前，已经应用几千年了，难道能因为暂时"说不明白"就被认为是落后的吗？无线电是什么？无线电曾经也是看不见摸不着的东西，在无线电被发现之前，你能相信发送机和接收机之间可以进行通信吗？同样道理，经络看不见摸不着，我们不也能通过中医的治疗效果证明它的存在吗？再如："一日三餐"，世界上不同地域、不同民族的人们，经过几万年漫长岁月的进化，几乎不约而同地最终选择了"一日三餐"，必然有它的道理，这和日作夜卧一样，都是人类与自然相适应的结果。如果因为"一日三餐"的合理性暂时无法证明就轻易加以否定，就可能违背了自然规律。在明白了这个道理之后，就不会再去讨论一日吃三餐好还是一日两餐、四餐、五餐好。

西医学注重从实验得出的结果中获得结论，而中医是从实践中提升形成理论，所以中医的理论和方法是无法从实验室获取的，这也就决定了中医治病追求的是一种效果，而这种效果只能从临床来获得，通过临床进行验证。因此，当我们试图将现代科技手段应用到中医学中的时候，最容易出偏差的就是思维。如果我们不承认中医存在的合理性，而非得要用西医来解释中医，那么只能是出力不讨好。更可悲的是，有些人干脆将中医进行"肢解"，去迎合西医的理论体系，并称为是"取其精华，去其糟粕"，这种做法下产生的"中医"只能像马与驴交配生下来的骡子一样，无法生育！因为它已经失去了赖以延续的根基——中医思维！

在多数人眼中，中医诊治疾病时，不像西医需要各种各样先进的仪器设备，而只是问问病人的情况，听听声音，嗅嗅气味，再看看舌头，把把脉，吃点草药或者扎扎针，于是中医"草根树皮"的形象一直深入人心。特别是当花钱成为身份的象征，对先进技术设备的迷信成为时尚的时候，中医的望闻问切就显得十分寒酸了。现代人有一种奇怪的心态，就是相信机器不相信人。如果医生告诉他"肾虚"，他肯定觉得不可靠，但是如果机器告诉他"血脂高"，他肯定深信无疑。做了CT检查，看到别人做了MRI，心里总是不平衡，什么时候有钱我也做一次MRI。在现代有些人看来，如何使自己不生病，少生病并不重要，重要的是花上几万块钱，想办法弄明白自己身上到底有什么病，然后把命交给医生，才算放心了。所以

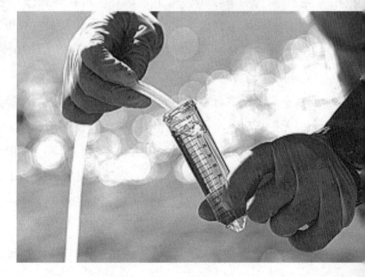

有这么一句话"宁愿明明白白地死，也不愿糊里糊涂地活"！这不禁让我想起一则寓言故事，说的是一个驼背的人，找医生治病，要求医生把他的背治直了。于是医生找来两块木板，让病人躺在两块板的中间，然后，医生跳到上面踩了几下，结果背直了，人也死了。家属责问医生，为什么把人弄死，医生说你只要求我治好他的驼背，又没有说人要活的。虽说是笑话，但是此类的事情在我们身边会少吗？

我在实习的时候，带教的老师是一个传统师承培养出来的中医师，从小就跟随当地的一位名医学习。据说，他的师父曾经教过许多徒弟，但最器重他一个，因此在他身上投入了大量心血。从他所开的每张方子上，就可以隐隐约约地感受到他从小所受过的严格训练。有一次，我跟随老师外出会诊，患者是一位76岁的老人，他的症状是精神恍惚，先是渐进性地出现手足不自主的抖动，逐步发展到生活不能自理，无法自己进食、穿衣。先后请当地知名的中医、西医会诊，中医辨为"肝风内动"，给予"镇肝熄风汤加虫类药物"，配合针灸治疗，没有效果；西医诊为"震颤性麻痹（帕金森综合征）"，给予"左旋多巴"等药，也没有效果，并且有进一步加重的趋势，已卧床不起。除了四诊之外，我为老人进行了仔细的体格检查，没有发现患者有什么异常体征，也没引出任何病理性神经反射，我怀疑他是否受到过什么精神刺激，家属给予否认。该辨什么证呢？一时间除了"肝风内动"之外，我确实也想不出有什么更适合的答案。犹豫之际，老师嘱咐我在处方笺上写"百合24g，生地黄24g，小麦30g，大枣10枚，甘草6g"。我不解地问老师："为什么？"老师回答说："百合病，意欲食而不能食，常默然，欲卧不能卧，欲行不能行，饮食或有美时，或有不欲闻食臭时，如寒无寒，如热无热，口苦小便赤，诸药不能治，得药则剧吐利，如有神灵者，身形如和，其脉微数，百合地黄汤主之。"这种解答方式是老师的惯例，所以，我没有进一步请教更多"机理"。几天后家属转告说其父服了3剂药后症状已基本消失，现在每天都自己端着藤椅到院子里晒太阳。像这样的例子，有的人恐怕永远也"听不明白"！

中医治病实际就是"调整阴阳，以平为期"，意思是调整人体阴阳，

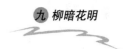

使其恢复到平衡状态，所以，中医看到的是人而不是物，目标是健康而不是疾病。

治病固然重要，但是如何使人不生病更重要。从中医的角度来讲，人体是由各个脏腑、经络、形体组织相互联系组成的一个有机整体。根据这些脏腑、经络的部位及其功能特点，划分为阴阳两个部分。正如《素问·保命全形论》说的"人生有形，不离阴阳"。阴阳对中医来说是非常重要的，但对于没有学过中医的人来说，可能不好理解。

其实阴阳就在我们身边，无处不在。规范的解释是，阴阳是中国古代哲学的一对范畴，是对世界相互关联的两种事物或现象对立双方的概括。通俗地讲，上至宇宙万物，下至一草一木，都包含着阴阳。例如，天为阳，地为阴；火为阳，水为阴；春夏为阳，秋冬为阴；男为阳，女为阴；热为阳，寒为阴等等。具体到人体来说也有阴阳之分，如背为阳，腹为阴；腑为阳，脏为阴等等。

阴阳是对立统一、发展变化的。因此，疾病的发生就是阴阳失调的结果。治疗疾病也就要从调整阴阳出发；好比河道里的水多了，会酿成水灾，少了又会造成枯涸，所以要使水量保持在一个适度的水平线，才能避免涝旱的发生。

同样地，中医调整人体阴阳也要有一个度，而这个度是根据阴阳的失调情况来把握的，而不是一成不变的。阴阳失调是个总的概念，大体上可以分为三种情况：一种情况是阴阳中一方偏胜会形成实证，阴偏胜叫寒证，阳偏胜就叫热证，治疗原则是"实者泻之"，就是用泻的方法，包括"寒者热之""热者寒之"，意即寒证用温热的方法，热证用寒凉的方法。另一种情况是阴阳中一方偏衰会形成虚证，那就"虚则补之"，就是用"补"的方法，具体要看是阴阳两者哪一方相对衰弱，如果是阴虚，那就滋阴制阳，若是阳虚，则扶阳抑阴，也就是《内经》说的"阳病阴治，阴病阳治"。还有一种就是阴阳互损导致的阴阳俱衰，就采取阴阳双补的方法。

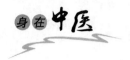

爱上中医

只有了解中医，才能真正爱上中医。

中医是中华民族的伟大宝库，它植根于临床，服务于民众，所以需要广大民众共同爱护。只有民众爱中医，用中医，中医学才有生命力，否则，我们祖先留下来的这一份宝贵的遗产只能束之高阁了。我们高兴地看到，当今社会随着人们"回归自然"的呼声越来越高，有一部分人对中医的认同感正在不断地增强。

但是我们更应清醒地认识到，由于受到现代科学思维模式的影响，现代人对于传统的理论体系和说理方法已经很陌生了。过去的人读书从"四书五经"开始，"不为良相，则为良医""弃文从医"，曾经是读书人的第二选择。在那个时候，人们的思维模式和认知方法是建立在中国传统文化和哲学思想基础之上的，人们习惯于从宏观的角度认识自然的规律，习惯于用中医的理论和方法认识健康与疾病。"阴阳平衡""扶土抑木""脾虚""肾虚"等，曾经是人们交流的共同语言，因此很容易理解中医，接受中医。而现在情况发生了根本变化，西方的文化、生活方式、思维模式甚至价值观已经影响了中国社会的方方面面。

现代人生病的时候已经不再满足于中医的诊断或者辨证的结论，更希望知道自己得的是西医的什么病？如胃痛的病人希望了解自己得的是胃癌还是胃炎？因为西医知识的普及使大家知道胃癌的预后一般比较差，而胃炎的预后比较好！一旦发现是慢性胃炎，就长长地舒了一口气，至于是热证还是寒证，是虚证还是实证已经是无关紧要了。所以，对于多数人来说，关心的是

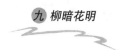

所得的是不是要紧的"病"，而不是有没有吃错药，以及环境污染和化学药品对机体可能造成的危害。当他拿到的是一盒包装精美、价格不菲的现代药厂生产的产品的时候，感到的是信任和满足，而只有当实践证明无效或毒副作用太大无法忍受的时候，才想起找中医试试。

毫不讳言，面对前所未有的挑战，许多人开始怀疑，中医真的还有存在的价值吗？中医真的能治病吗？无论是患者、医生还是主管部门，都十分迫切地想要知道这个问题的答案，希望能拿出证据。说到底还是想知道中医哪一个方或哪个方案（指南）对哪种"病"有效，有效率是多少？为了证明这一切，人们投入大量的人力物力去回答这些本身就难以回答的问题，唯独忘记了中医是什么？

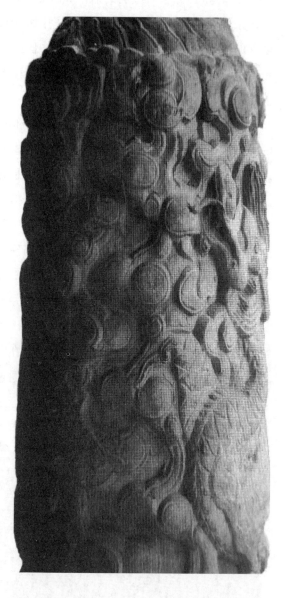

要回答中医能治什么"病"真的这么难吗？有人说："你连能治什么病都回答不出来，谁还敢相信你？"我问他："你让交通警察去背田径裁判的规则，可能吗？"本来就是完全不同的两回事，怎么能凑在一起呢？举一个例子，张仲景的《伤寒杂病论》是一部临床治疗的百科全书，但其中只有113

方，若以这113方来对应病的话，那所能治疗的病种是十分有限的。但众所周知，张仲景的《伤寒杂病论》创立了中医辨证论治的理论体系，正因为他所创立的这种"辨证论治"的方法，使中医的治疗对象不再局限于"病"，而是通过"证"实现同病异治和异病同治，因此，所设立的113方能够治疗成千上万种不同的病。

前面说过，中医学的立足点是社会的人，而不仅仅是疾病或者生物学的人。对于有病的人来说，社会、心理因素对疾病的影响是显而易见的，与之相关的是患者的自我感受，而有些感觉是无法检查出来的。通常情况下，患者的自觉症状是中医诊断辨证的重要依据，这也是人医和兽医的主要区别之一。确切地说，注重患者的自觉症状是中医诊断的特点之一，在这样基础上辨证治疗的一种结果是，有一些西医病理变化和理化指标可能没有完全解决，但是患者自我感觉良好，于是被认为病痊愈了。从某个意义上来说，这或许是中医的一个弱点，因为这样的治疗并没有彻底解决生物学的问题。但如果反过来想想，这可能也是一个优点，因为有些患者理化指标虽然恢复正常，但是觉得病还没好，有些症状仍然存在，或者自己觉得"有病"，但是理化指标检查不出来异常，甚至有些疾病通过理化检查，可以作出准确的诊

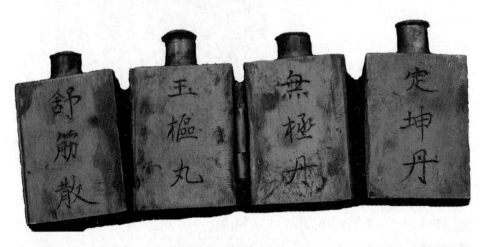

备急药瓶：在中国古代，一些名贵药品大多贮藏在特制的小瓶内，这种小瓶在当时被称为备急药瓶，制作很精美，以防大病时所需。

断，但缺乏有效的治疗措施。这时候，中医的优势就很明显，所以，有人说越是一些"莫名其妙"的疑难杂症，中医就越有优势，其原因就在于人体的健康与疾病并非完全是一个生物学的问题。

有一位老太太，常常自己觉得心脏不舒服、胸闷。发作的时候心跳得厉害，冒冷汗，甚至晕厥过去。跑到医院检查，查不出来。医生说要住院观察，她只好先住院。住了几天，医生诊断说："这是心脏病。"她问："心脏什么病？"医生说："现在还不清楚。"住院期间心悸、晕厥照样发作，医生也觉得很无奈，说："看来只好在心脏安装支架了。"老太太很生气："连什么病都不知道，支架装哪儿？"原本她从来不相信中医，但这下没办法只好来找中医。我给她开了益气化痰，理气宽胸的方药，吃完之后，老太太觉得舒服多了，基本没再发作。过了2年，老太太说心脏病好了。其实到现在为止，我也不知道她所患的病在西医上来说的是什么病。又过了一段时间，老太太又生病了，这回是觉得头晕、无力、面色苍白，我让她先到医院检查，她说不去，家里人只好把她"骗"去。检查结果是"急性白血病"，住院治疗了几天，老人家觉得更难受了，就坚决要求出院吃中药。出院之后，我给她开了益气养血的归脾汤。过了一段时间，她面色红润了，头晕也好了。经检查，血液指标也逐步恢复正常。老太太说："还是中医好。"别人问她好在哪里？她说："至少我现在活得好好的！"我悄悄告诉家属，急性白血病患者症状消失不等于治愈，还有复发的可能。家属说："我们上医院、找医生的目的不就为了好好活着吗？我们已经很知足了！"

我一个同学的母亲慢性肾功能衰竭已经到了尿毒症期，医生告诉他："估计活不了2个月，除非去'洗肾'。"因为农村没有条件，"洗肾"不方便，同学问我怎么办，我说我也没什么好办法，他说你给开点药试试。我只好给她开了一个方，主要是温肾化浊、益气活血。他说母亲吃了一段时间，自我感觉很好，现在也能行动自如、操持家务了。我问他"肌酐"多少，他说还是跟原来差不多，我说你还是要多注意。他说："算了，八十多岁了，不想再增加老人的痛苦，本来说只有2个月，现在又过了1年了，就这样，挺好！"

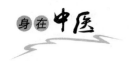

优势中医

> 我们现在有一种非常愚蠢的做法，就是想把乌龟改造成兔子，或把兔子改造成乌龟，这不仅是不可能的，而且也完全没有必要！

越来越多的专家认识到"指标"是相对的。大家如果稍加注意就会发现，一般医院的检验报告单除了"结果"一栏外，边上还有一栏"参考范围"。为什么不叫"正常值"呢？因为"人"和"人"不同：同样是体重或血尿酸，美国人和中国人的标准不一样；同样是中国人，老年人和青少年的标准不一样；同样是高血压患者，有的人收缩压150mmHg的时候就感觉到头晕很明显，有的人收缩压170mmHg的时候依然没有症状；同样是吃饭，有的人一小碗就饱了，有的人两大碗还不够。所以，"正常值"只是一个相对的概念，这也是中西医对指标理解的不同，究竟哪一种认识更合理，恐怕一时难以说清楚！但不管怎么说，想简单地通过"指标"评判中医对哪些病有效，这条路可能是行不通的。就好比"龟兔赛跑"，若是在陆地上限定同一个目的地，可能因为兔子跑的速度快，兔子就赢了。但若是在到达目的地之前需要过一条河，那么乌龟肯定赢，因为兔子无法过河，所以，不能简单地用几个目的地或距离、速度来判断兔子和乌龟的输赢。

我们现在有一种非常愚蠢的做法，就是想把乌龟改造成兔子，或把兔子改造成乌龟，这不仅是不可能的，而且也完全没有必要！又好比长颈鹿和老鼠，当需要钻篱笆的时候，小老鼠肯定有优势；但若是要吃树上的果实，长颈鹿当然一马当先。如果把比体重当作评价长颈鹿和老鼠优劣的唯一标准，老鼠永远也长不到长颈鹿那么大，但要比二者的优势恐怕就不好说了。

现在的人一味把中医与西医相比较，同一种病设立中药组和西药组进行对照观察，要求拿出相应的疗效证据。我认为这种方法并不可取，也说明不了什么问题。对于同样一种病，有时中医治疗效果显著，有时西医治疗效果好，有时中西医效果都很好。这并不能说明中医的疗效不确

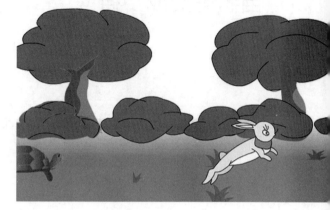

切，而是中西医理论体系不一样，治病的思路也不一样。

比如同样是肺炎，如果是细菌感染引起的大叶性肺炎，大多数情况下西药的疗效是显著的，因为抗生素使用后炎症能迅速得到控制，而中医的辨证论治也有良好的效果；但是，当有些患者对抗生素不敏感或产生耐药性，或长期高烧不退，抗生素、激素都无法起效的时候，中医的办法就比较多，可以根据辨证结果从肺热炽盛、痰热壅肺，或是气阴两伤等角度进行治疗，且往往能药到病除。

再如病毒感染引起的肺炎（如"SARS"），西医主要使用大剂量的激素治疗，但激素的副作用和后遗症又对人体健康构成新的威胁。而针对"SARS"的治疗，中医药的疗效确切，且副作用少。2003年中医药在防治"SARS"中发挥的作用已得到包括WHO在内的权威机构认可，其中有一条很重要的经验就是，南方和北方的辨证、方药是不同的。因此，不能简单地评判治疗肺炎到底是中医强，还是西医厉害，关键是具体问题具体分析。

不可否认，西医在当今的医疗保障体系中扮演着重要的角色，但这不应当成为否认中医的理由，也不能因为科学技术高度发达，就认为传统医学理念必然是落后的。必须承认的是，尽管西医拥有大量先进的仪器和治疗手段，还原论方法的局限性也日益凸显，而在这方面中医药却有着无法比拟的优势。

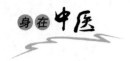

当老虎变成"猫"

> 当老虎变成"猫"的时候，就再也没有人知道老虎是什么模样了。

中医把诊病的基本思维过程叫作"辨"，如辨病、辨证。辨就是分析、辨别。有的人不理解其中的含义，所以常常把"辨证"写成"辩证"。中医"辨"的过程就是通过四诊采集临床资料，然后对资料进行综合、分析、辨别并做出诊断。如果不理解这一点，就可能把"辨"变成了"套"，把西医的病名套成中医的病或证，如"肝硬化就是鼓胀""尿道感染就是淋证"等。这种"套"的现象在现代中医临床和科研中已经越来越普遍，并且成为制约中医学术发展和影响疗效的主要障碍之一。

例如对于"乙肝病毒携带者"，有的人一见病毒便认为是"毒"，是"热毒"，所以应用清热解毒的方法进行治疗，处方是大剂量"抗病毒"药，如大青叶、白花蛇舌草、田基黄等，结果病没治好，胃搞坏了。问题就出在"套"上面，且不说病毒是不是"毒"，即便是"毒"也有热毒、水毒、浊毒、瘀毒、寒毒等的不同，如果连起码的寒热虚实都不分，这样中医还能维持多久？

再比如更年期综合征，是妇女在特定时期由于卵巢功能退化而产生的特殊症候群，主要症状有烘热汗出、烦躁、失眠或畏寒等。许多报道认为，肾虚是更年期综合征的基本病理，他们的理由很简单，因为肾主生长、生殖、发育。卵巢功能退化当然就是肾虚，因此，针对更年期综合征许多人开出来的是各种各样补肾的方药，如龟鹿二仙胶、左归丸、右归丸等，忙得不亦乐乎。可就是没有人愿意静下心来想一想：如果更年期综合征的基本病理是肾虚的话，那么随着年龄的增长，更年期综合征的病理反应应该是越来越严重（因为年龄越大肾虚越严重），为什么患者到了五十多岁后症状就逐渐减轻了呢？还有，更年期综合征患者中通常是白领的反应比蓝领明显，城里人比农村人多，难道白领比蓝领更容易肾虚？城里人比农村人更容易肾虚？道理似乎也说不通。怪不得有不少人担忧"现在还有真正的中医吗？"

前几天到动物园，在狮虎山发现那里围着许多人等待老虎的出现。听见一个小孩问母亲："妈妈，老虎长什么样？"妈妈说："就像我们家年历上画的一样。"小孩说："那老虎是不是长得和猫猫差不多？"我心里不禁一阵酸楚，中医不就像老虎吗？民众需要中医服务，对中医寄予厚望，可是真正的中医找不到，这和小孩喜欢老虎，可是老虎却只能在画中看到或只能从猫身上看到，不是一样的吗？久而久之，当有一天没人知道老虎是什么模样的时候，人们对老虎的兴趣和同情也就荡然无存了。

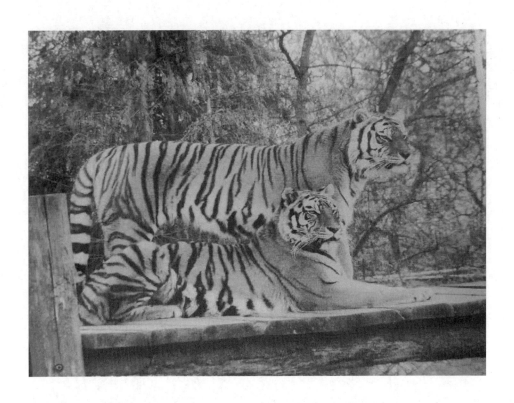

　　几年前，到新疆看望对口支援的同志。当地同志带我到吉木萨尔县参观"普氏野马育种场"。场领导告诉我，普氏野马是早年生活在新疆的良种马，后来因各种原因绝种了。现在看到的这些普氏野马是从德国引种回来的，已繁殖了200多匹。我问他为什么要这么做，他说目的是为了保留"基因"。我忽然想起，曾经有人说过："如果我们不珍惜这份民族文化瑰宝，让中医药在我们这代人手中失去传承，我们将成为中华民族的千古罪人，因为我们的后人将以高昂的代价，从外国人那里去赎回原本由中华民族发明的中医药。他们会百思不得其解：为什么我们的先辈如此愚昧，竟把国宝当垃圾一样扔掉呢？（《南方周末》2006-10-08）"我们不敢想象，如果真有那么一天，结果将会是怎样，但我们衷心希望中医不会有和普氏野马一样的命运！

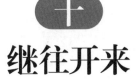

继往开来

中医学是伴随着中华民族五千年灿烂文明而逐渐积累、发展起来的，是富有本土特色并且与生活紧密相关的医学体系，是我国宝贵文化遗产的重要组成部分。千百年来，历代中医人为中华民族的繁荣和发展做出了巨大的贡献。扁鹊望齐桓公，华佗为关羽刮骨疗毒，张仲景著《伤寒杂病论》……他们的故事家喻户晓，像点点繁星点缀了中华文化的浩瀚苍穹。另一方面，从民族情感上来说，中医与中华民族息息相关，到目前为止，它也是中华传统文化保存最完整的一个体系。

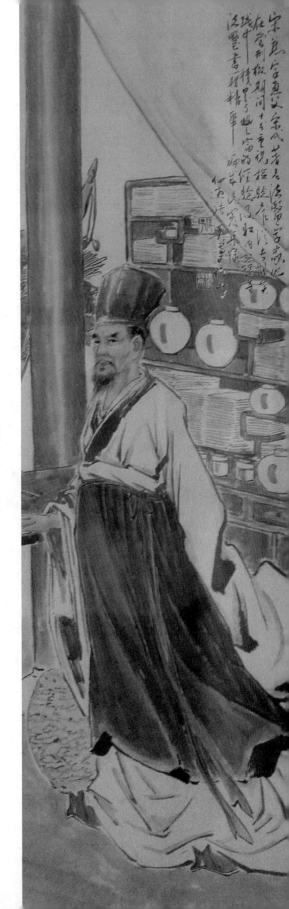

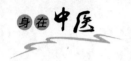

中医的人生观

从某种角度讲，中医也是一种人生观、世界观。

中医学不仅仅是一种诊病、治病的技术手段和方法，更是一个完整的理论体系。它同时涉及了诸多其他领域，有着非常深刻的中华文化内涵。从某种角度讲，它也是一种人生观、世界观。

现在的学生对中医没有信心，原因是多方面的，除了就业问题外，更普遍关心的问题是，中医究竟有没有疗效，能不能解决问题。其实中医能治病这是不需要质疑，也不需要讨论的，就连那些天天叫嚣消灭中医的人也不敢否认中医的疗效。我们不妨平心静气地想一想，西医传入中国不过一百多年，在此之前，我们的祖先靠的就是中医中药，包括中医的外科手术、产科等，否则，古代的战伤、接生、难产怎么办？

但是，问题出在哪里呢？因为现代人的疾病观变了，他们想要知道的是中医能治几种"病"，如肺炎、胃炎、冠心病等。所以，在大多数人的思维定式中，一方面对中医充满着期待，另一方面又始终用一种挑剔、将信将疑的眼光审视中医。小病找中医，看好了，就说中医只会看小病；大病找中医，看不好就说中医也没用；看好了，就说不可能，一定是误诊。这些因素对中医学生乃至中医师的影响是潜移默化的，但是，要摆脱这种思维定式不是一件很容易的事。

在当前中医面临的严峻形势下，中医接班人的培养，首要的就是信心的培养。我们学校这几年举办"师承试点班"，在本科生中选拔部分优秀学生作为试点班的学员，为他们配导师，建立师徒关系，让他们有机会早临床、多临床。通过大量有效的临床案例，使学生们对中医有了感性认识，首先树立的就是对中医的信心。实践证明，一旦信心树立起来后，学习的主动性就能够很好地被调动起来。

2009年夏天，一个朋友的儿媳高热，体温超过40℃，被诊断为"成人斯蒂尔病"，住院38天，几乎用遍了所有的抗生素、激素，甚至每天激素的用量高达1200毫克，高热还是退不下来。无奈之下，主管医生告诉他，你们去找中医吧！否则激素再用下去会像"非典"后遗症一样，股骨头坏死。他问我怎么办，我说："开一剂中药回去试试。"他立即按照处方抓了药回去就给患者服下，很快体温就降至37.8℃，到当天下午就正常了，这样又连续保持了3天。他很高兴地对主管医生说："看来中药还真管用！"医生听了不以为然地说："中药有什么用，主要是这几天我们调整了方案，换了新的抗生素。"为了证明新抗生素的"神奇疗效"，医生干脆就把中药停了。谁知道，第二天体温又升到40.3℃，家属吓坏了，医生也懵了。他又问我怎么办？我说："如果是我，就出院。"他真的就给儿媳妇办了出院手续，单纯服中药，结果，第二天体温就恢复了正常。

中医要后继有人关键是人才培养，就是要培养会用中医学理论和方法看病的医生。而对于青年学生来说，要想成为一名合格的中医师，临床实践固然重要，但理论学习更为重要。古人说，"熟读王叔和，不如临证多"，临证多更要熟读王叔和（王叔和所著的《脉经》是我国第一部脉学专著），很好地说明了理论和实践的关系。

2008年研究生复试，我出了一个题目："左金丸的药物组成是什么？"考生回答："老师，这个方不常用，所以我不会！"我又问："六一散的组成是什么？"考生回答："这个方也不常用！"（左金丸和六一散分别都只有2味药，而且都是常用方）。我问另外一位考生："常用的泻下药分几类，有哪些代表药？"考生回答："有清热解毒、活血祛瘀等，常用药如大黄、麻仁、砒霜等（泻下药分为攻下药、润下药、峻下逐水药三类）。"我又问他："你见过用砒霜治便秘吗？"考生回答："是！我老师治便秘就常用大剂量砒霜！"一句话说得在场的人都目瞪口呆（砒霜是一味剧毒药）。事后一位同事与我开玩笑说："你应该问他独参汤有几味药组成。"我在想如果照这样下去，连独参汤（独参汤只有人参一味药）都不知道的学生可能会越来越多，怪不得有人开始担心"看病危险"！

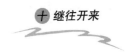
需要中医

> 民众需要中医，但是，关键问题是我们能不能为民众
> 提供真正的中医医疗服务。

在我国，要真正解决民众看病难、看病贵的问题，一定要发挥中医的作用。一个学生对我说，她因患类风湿关节炎接受了许多西医的治疗，病情有所控制，但是副作用很大，而且实在太贵，后来同时接受中医治疗后，明显感觉病情好转，并且相对于某些同时服用的西药而言，中药的价格还是能接受的。在现实生活中，我们可以感受到民众是非常需要中医的。过去，几乎每个县或每个地区都会有几位当地的名医，即使在西医院高度发达的今天，在许多中医诊所、中医医院、"国医堂"里，为什么还会有那么多人排队看病？这本身就说明了中医药的社会需求。再比如，我们常常可以在药店门口看到"道地药材""遵古炮制"的字样，这实际上体现了群众对传统中医药的向往。还有，现在的健康教育，包括电视等各种媒体也在不断地宣传医的健康理念，提倡中医的养生之道……至少中国人是离不开中医的。

民众需要中医，但是，关键问题是我们能不能为民众提供真正的中医服务，我们能不能用中医的手段去治病。如果能用中医的理论、中医的方法解决问题，那么民众当然感激你。如果我们现在提供不了这种服务，最终中医药就必然会被热爱我们的民众所抛弃！

中医曾经是我们国家的主流医学，中医药与我们祖先的日常生活从未分开过，例如中医理论认为"胆主决断"，因此有"胆大包天""英雄海量"之说；中医理论认为"心藏神"，故有"心花怒放""心旷神怡"的成语；

因为药食同源才有药膳这种特有的饮食文化。然而这一切似乎正逐渐离我们远去。人们不禁会问，在高等中医教育的50年里，我们究竟培养了多少真正的中医？！

尽管中医"后继乏人"呼吁了几十年，中医院校招生规模扩大了6倍，但仍然不断有人在提醒"真正的中医已经不多了"。国医大师邓铁涛教授曾经感慨地说过："我们是中医的'一代完人'，是'完蛋'的'完'啊！"2007年就有人指出，据统计，目前全国的中医大概只有50万左右，而真正能够按照中医理论、应用中医手段治病的中医师可能不足3万人。过去经常有"祖传的中医"，说明中医的薪火都是代代相传的，而今有几个中医的后代还能继续传承？

有些深层次的问题不得不引起各界的共同关注：从办学理念、培养目标、课程体系到医疗的政策法规、经费投入；从教学、科研到临床。中医教育已不再是培养几个医生的问题，而是塑造人的问题；中医院校培养的学生也不应成为看病的工具，而应当成为弘扬中医药文化的践行者。所以，振兴中医不能仅仅停留在表面上，更要落实到行动上。

潜心学习中医，学好中医，并将其服务于民众，这是很重要的。正如张仲景在《伤寒论》序中写道："上以疗君亲之疾，下以救贫贱之厄，中以保身长全，以养其生。"只有这样才能说中医是民众的朋友。

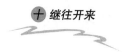

生活处处有中医

中医药来源于中国劳动人民同疾病做斗争经验的总结，所以，从这个意义上说，世界上没有一种医学比中医学更贴近民众的生活。我们的日常生活中深深地留下了中医的烙印。

有人说中医好像是"玄学"，这似乎并不奇怪，因为对于大多数人来说，中医所描述的往往是看不见、摸不着的东西，中医的理论很难用实验的方法加以证明。而且中医学中包含了很多古代哲学的概念，如阴阳、五行、运气学说等，都很容易让人们把中医和"玄学"联系在一起。其实，这是一种误解，如果从哲学的范畴看，中医学是唯物的，它认为人是一个有机整体，人与自然密切相关，生命的规律是客观存在的，而且是可以被认知的，所以，中医并非"玄学"。尽管与形式逻辑学的思维不同，但并不影响中医学站在更高的层次，从整体的高度去把握健康与疾病的规律。中国古代的哲学思想恰恰是学习中医所必需的理论基础。例如，阴阳学说所揭示的对立统一、发展变化、动态平衡的规律，在今天看来仍然是十分先进的；中医学中"一切从实践中来，再到实践中去"的认识观，依然是我们认识事物的准则。

中医药来源于中国劳动人民同疾病作斗争经验的总结，所以，从这个意义上说，世界上没有一种医学比中医学更贴近民众的生活。中医学是中国传统文化的重要组成部分，也正是这根纽带，把中医的理论、临床实践和日常生活紧密地联系在一起。在我们的日常生活中，随处可以见到中医的影子。例如：大多数蔬菜瓜果可以养阴生津，也可以清热；川椒、生姜可以调味，还可以温中散寒，所以，它们既是食物又有治病的功效。但是，即使是食物，使用不当也会致病，如吃太多生冷瓜果容易拉肚子，因为这些瓜果本身太凉了，吃太多辣椒容易上火，因为辣椒是热的。所以，年轻人长痘痘就会问医生是不是吃了辣椒才会长痘，连外国朋友到中国都会问："这种水果是'阴的（凉）'还是'阳的（温）'？"

这样的例子很多，在民间也习以为常，特别是在过去缺医少药的情况下，有些东西信手拈来就可以治病，用起来也很方便，一般的伤风感冒、头疼脑热在家里就可以解决。

传说唐代名医孙思邈，有一次外出行医遇到兄弟二人，他们跪在他面前，求他救救他们的父亲。据说其父已有两天不能排尿，痛苦不堪，家人焦急万分。孙思邈随他们来到家里，见院内小葱长得正旺，随手揪下一枝葱叶，经病人尿道插入，很快病人排尿成功。再经过一段时间的中药治疗，老人恢复了健康，患者全家千恩万谢。孙思邈就地取材，为病人实施导尿术，在当时被传为杏林佳话。这一技术比西方早了一千多年。

前天开会，有一个同事得了感冒，一边擦鼻涕一边开玩笑地问我："有什么好的办法，或者吃什么药可以立马解决？"我说："不用吃什么药，只需用四根葱白、三片姜煎汤喝，就可以解决问题。"他回家一试，果然灵

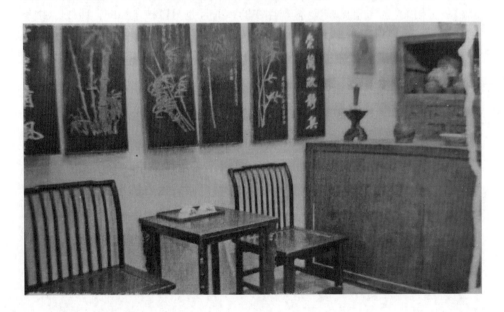

验。有一位同事怀孕了，检查时发现"胎位不正"，她很紧张，一位针灸老师告诉她："只要回家用艾条灸足趾上的至阴穴就行了。"她不敢相信："这么简单，真的可以吗？"可一试，胎位果真就这么转过来了。类似的例子并不少见，过去很多家里的老人，虽然没学过中医，但却懂得疾病的调理，或者就地取材用一些简便的方法治疗一些常见病。

前几年，《大长今》等韩剧风靡全国，特别是剧中的药膳和许多简便的治疗方法使人着迷。看到当时韩国民间每个家庭都准备一个小药箱，箱里针、药、艾条等一应俱全，有什么小毛病就拿出来应急处理一下。有多少人对此羡慕不已，可是又有几个人会想到，这些传统的方法可都是从我们老祖宗这儿学去的啊！

中华民族有几千年保健养生的理论和实践，直到今天，民间的许多健康习惯和谚语都和中医息息相关，比如"冬吃萝卜夏吃姜，不找医生开处方""早晨的生姜暖胃肠，晚上的生姜如刀枪""早上的盐汤如参汤，晚上的盐汤赛砒霜""冷水洗脸皮肤康健，热水洗脚胜过吃药，晚上热水烫脚胜吃安眠药"等等。可见，我们的日常生活中已深深地刻下了中医的烙印。中药的药性有寒、热、温、凉，食物同样也有寒、热、温、凉，很多中国人都或多或少地知道，吃什么食物会上火，吃什么能退火。

中国饮食同样受到了传统文化的影响。自古以来，在中国人看来药食是同源的，有许多中药本身就是食物，如八角、茴香、佛手、白果、谷、麦、羊肉、葱、姜等。药膳是中医药文化和饮食文化的完美结合。这在其他民族的文化里是没有的，即使有的话也是不完整的，不可能像我们一样形成独特的药膳体系。食物可以治病，如羊肉可以补虚，配合其他药物就可以变成治病的良方，张仲景的当归生姜羊肉汤就是一张名方；在炖鸡炖鸭时加一些药物如四物汤、人参等，既有调味作用，又有滋补功效。直到现在，在我国南方和东南亚地区，人们依然习惯于喝这些带着药香味的鸡汤、鸭汤，韩国人的"高丽参鸡汤"也是一道名菜。因此，在人们追求健康的今天，适应自然规律，根据个体需要，或者地区、时令、季节的特点，设计药膳来调节机体阴阳平衡，将会是一种十分有益的养生和防病治病的方法。

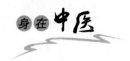

相信中医

> 当人们对病理的认识到了连显微镜都难以分辨的时候，才恍然大悟，原来过去的一百多年所追求的还原分析的方法钻进了一条"死胡同"。

外国人研究食物注重于研究它们的理化特性和作用机理。而我们中国人很早就学会从食物的性状、外观、颜色及采集地点等去判断分析它们的性质和功效。如稻谷生长在水田里，故大米性偏凉，长于养胃生津，病后胃虚宜喝一点米汤；小麦生长在旱地里，故其性偏温，长于健脾和中，胃寒的人宜多吃面食，等等。无论是人还是病，是药或者食物，都是与自然界息息相关的。这一点，东西方的理解是不一样的。

有一次我在德国做学术报告，同时进行实例示教。我问一个患者，口渴不渴，喜不喜欢喝水，喜欢喝冷水还是热水。因为这些都是辨证的重要依据。大会主席是一位奥地利的教授，他小时候在北京住过几年。他告诉我，估计只有他一个人明白我的意思，其他人都听不明白！因为在德国，人们觉得口渴的时候就会想喝水，喝水时通常都是打开水龙头直接喝凉水，所以在国外的卫生间里经常会放着供饮水用的纸杯，这就是文化差异的结果。中医对世界万物和现象的认识与生活实践之间有着密切的关系，除了它本身文化的烙印之外，更重要的是它与实际相结合，符合自然规律。例如，我们在天冷的时候喜欢喝点热水，天热出汗时喜欢冷饮，所以，口干喜欢少量热饮者一般是阳虚或寒证，口渴喜欢大量冷饮者一般是热伤津液，道理是一样的。如果认为这种认识方法不够正确或者干脆把它当作无稽之谈，轻易否定祖先

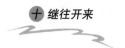

几千年观察的结果和实践经验的总结，本身就不是实事求是的态度。

为什么越来越多的外国人开始相信中医？我想有一个重要的原因就是，在医学高度发展的今天，面对许多医学上解决不了的问题，有很多人回过头来看，发现西医学的目标是"病"，是产生这些"病"的病理基础。正因为把人看作是一个孤立的、静止的、局部的生物体，所以，当相关的专业领域对这些病理认识到了连显微镜都难以分辨的时候，人们才恍然大悟，原来过去的一百多年人们追求的还原分析的方法钻进了一条"死胡同"。

1895年伦琴发现X光射线，20世纪初X光射线诊断成为临床医学的重要手段，此后许多诊断技术如心电图、脑血管造影、心脏导管术等相继用于临床。20世纪70年代后，CT以及磁共振成像技术应用后，微小的病灶都能被发现。现代的超声诊断技术可以发现小到1~2毫米的肝癌并且消灭它，但这些进步却不能从根本上解决肝癌的形成、复发和转移的问题。于是，许多有识之士开始把注意力转到中医领域。

几年前，有一个留学生，她的丈夫是美国著名的医生。有一天，她丈夫到中国来探望她，迷上了好吃的中国菜，可谁知第二天他就觉得胃胀难受。他的妻子刚学过中药，知道山楂具有消食的作用，就到超市买了一包"山楂片"当作山楂给她丈夫吃，结果只吃两次症状就消失了。后来这位美国医生竖起大拇指，连声说："Chinese medicine is very good！"实际上"山楂片"，并不是真正意义上的中药，只是小孩平时吃的零食。但是，就凭这一点，一个外国医学专家就觉得让妻子来学中医是正确的选择。

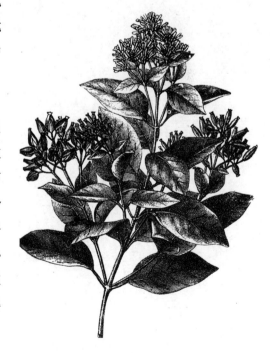

为什么外国人这么相信中医，因为它有用。道理就是这么简单！

有一位研究生，学的是食品化学。有一天她突发奇想：中医说水果有寒热温凉，不妨做个实验。于是，她分别选了几种凉性的水果和几种温性的水果，检测各种水果的水分、糖、蛋白质、脂肪等成分的比例，并将研究结果写成论文。她把文章投到了在美国召开的一个国际学术会议上，结果组委会很重视，不仅录用了该文章，还为她提供了往返机票和在美期间的食宿费用。事实上，水果分寒热在中国人看来是再简单不过了！

看到越来越多的西方人开始接受中医、相信中医，返视国内，却有那么多人对中医"穷追猛打"，甚至扬言要废掉中医，我们难道不该觉得脸红吗？

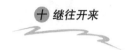

郑人买履

> 中药的功效大多是经过长期临床使用得到证实的，可是我们现在却千方百计地用几只老鼠去验证它们是否有效、是否有毒，据说是为了"找到科学的证明"。

人们不知道从什么时候开始对自己赖以生存的文化和祖先的经验产生怀疑，甚至想方设法将其摒弃！现在经常听到有人在说，中医药要走向世界，要与国际接轨。如果说中医药是人类文明的成果，应当为世界人民的健康事业服务，这是中医人光荣的历史使命之一。令人费解的是，外国本来没有中医，我们要和谁接轨？或者直接和西医接轨？

韩非子有一个寓言叫做"郑人买履"，说的是郑国有个人想买鞋，他事先在家里用草量了一个尺寸，匆匆忙忙来到鞋店却发现那根"尺寸"忘带了，于是他连忙跑回家去取，等他再次气喘吁吁来到鞋店时，鞋店已经关门了。边上人问他："你给谁买鞋？""给我自己！""那你为什么不用自己的脚试试呢？"他说："我宁可相信量好的尺码，也不相信自己的脚。"两千多年前的寓言似乎离我们太遥远，但是，现在有些人不也还在做着"郑人买履"的事吗？

中药的功效大多是经过长期临床使用得到证实的，可是我们现在却千方百计地用几只老鼠去验证它们是否有效、是否有毒，据说是为了"找到科学的证明"。现代基因研究结果表明，小白鼠的DNA排序和人类有90%以上是一样的。科学家们还发现：老鼠与现代智人有惊人的相似之处，所患疾病类型、行为问题等都和人类大同小异，这可能是小白鼠被广泛用于人类疾病和药物研究的依据。从生物学角度看，似乎没有什么疑义，但是，人和老鼠真的一样吗？据报道：人服巴豆油20滴可致死，巴豆毒素经家兔皮下注射的致死量为20～80mg/kg，巴豆油酸大白鼠口服半数致死量为1000mg/kg。这又说明了什么问题呢？再比如，有人用小白鼠做针灸的实验研究，大家知道，针灸效果的判断很重要的就是"得气"，所谓"得气"就是进针后感觉到酸、麻、胀等，先别说小白鼠的穴位和人是否一样，单说小白鼠的"得气"要如何判断呢？这样做真的就很"科学"吗？话说回来，即便是西方的实验医学，在动物实验后还必须经过临床实验。难道几千年来，无数人检验过的结果竟然不如几只老鼠可靠？试问，老鼠实验之后还能做什么？还不是要回头来做临床验证。

据说，有些人不相信中医，是因为中医的机理不清，有效成分、作用靶点不明确。这些话有点可笑，难道我们每天吃进去的东西的有效成分、作用靶点都很明确吗？我们的日常生活能和中医切割干净吗？同样的食物，油炸的吃了容易上火，清炖的比较平和，吃过多油炸辛辣的食物，咽喉痛、脸上长痘痘，吃点凉性食物或喝凉茶可以退火，这些都是常识，难道还需要实验

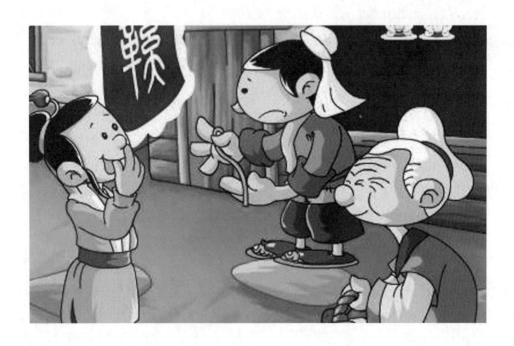

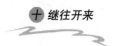

证明吗？其实我们还需要什么证据，我们自身的存在就是最好的证据，如果中医真像某些人说的那么不堪，中国人又是靠什么代代相传的？现在有许多专家致力于"中药研究"，研究的重点除有效成分、作用靶点外，更高层次的目标当然是单体和化学结构，说得通俗一点就是把中药变成西药。

还有人说中医最大的问题是"没有标准"。的确，中医学无论是生理还是病理，无论是诊断还是治疗，都缺乏量化的标准。例如，生理状态下脏腑、经络、气血津液都没有"正常参数"，各种病因包括六淫、七情、饮食、劳倦都缺乏量化指标，而各种辨证方法也缺乏相应的量化诊断依据。因此，中医学一直处于一种"定性不定量"的水平。

为什么中医没有"标准"？这也是中医的思维模式所决定的。因为中医学来源于生活实践，人类生产活动的复杂性决定了它具有和实验医学不同的认知方法和评价体系。好比各种比赛如田径、球类等，容易制定相应的规则和标准，而生活实践如走路、睡觉、吃饭就难以制定规则和标准；制造电脑可以有固定的程序和质量标准，而人类思维的培养则不可能有固定的模式和统一的标准。反之，一个人学会用筷子夹豆腐并不困难，但是，设计一个程序让电脑用筷子夹豆腐就不是一件容易的事。

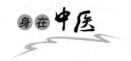

回归中医

用中医"治未病"理论来构建国人的健康理念将会是一种趋势。

现在癌症的患病率越来越高，很多癌症患者在确诊之后，就采取手术或放疗、化疗等方法治疗，恨不得立刻把"病"除去，所以，全身化疗、手术等治疗方法常常被滥用。这些过度的治疗不但增加了患者的痛苦，甚至加速了患者的死亡。据2009年6月24日《中国中医药报》一篇名为"警惕癌症过度治疗致命"的文章援引了世界卫生组织、中国疾病预防控制中心和我国肿瘤专家最近公布的相关癌症统计数据：全球有三分之一的癌症患者死于不合理治疗，我国有80%的癌症晚期患者被迫接受过度治疗（超过疾病需要的治疗）。由于过度治疗，国内外癌症患者的死亡率上升了17个百分点。尽管如此，手术或放化疗一直被视为正统的治疗方法，在这个过程中很少有人会去考虑为什么会得癌症，什么样的人容易得癌症，尤其是在经过手术治疗肿瘤被切除、肿瘤标记物等指标降至正常之后，从生物学的角度看癌症已经"治愈"，至于什么样的人、什么样的癌症容易复发等问题，就很少有人关心了。所以，有些人在手术或放疗、化疗前是不会找中医看的，只有到了晚期或者出现了明显的副作用，甚至有些西医也说没有办法了，建议去找中医看看吧，他们才想到了中医。

中国人有一种说法叫作"死马当活马医"，但是，中医始终是把人当作活人来治，认为之所以要治病是因为人是活人，或者为了把人救活，如果把活马当作死马来医就没有意义了，这就是中医的高明之处，也是中国人的智

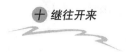

慧所在。

有的人可能认为，中医治疗癌症只是起到了"安慰剂"的作用！不妨想一想，如果没有疗效，一两个人这么做了还说得过去，可是现在却有这么多人来看中医，难道是巧合吗？既然是"安慰剂"，为什么不继续使用西药治疗，反正是"死马"就当"死马"医岂不更简单！当然，也有许多人承认中医对癌症的治疗有效，但希望拿出证据。实际上，到目前为止也没有足够的证据表明放疗、化疗对延长肿瘤患者的生存期和提高生活质量有意义。在肿瘤的防治过程中，中医怎么起作用？一方面改变机体的内外环境，这对肿瘤的生长是有重要影响的。另一方面可以解决放疗、化疗的副作用，有一些病人做完放化疗后，会出现恶心、呕吐、白细胞降低、掉头发等问题，这方面中医有很好的疗效。此外，中医还可以解决一些临床症状如饮食、睡眠、二便等。这就是中医的优势，不仅可以改变肿瘤生长的环境，延长患者的寿命，而且更重要的是，还可以提高患者的生存质量。现代人很提倡防微杜渐，但遗憾的是，为什么不在早期的时候就用中医药治疗呢？

在看待健康和疾病方面，中医有一个很重要的理论，叫做"治未病"，这是医学的最高境界。早在春秋战国时期，《黄帝内经》就指出："圣人不治已病治未病，不治已乱治未乱，夫病已成而后药之，乱已成而后治之，譬犹渴而穿井，斗而铸锥，不亦晚乎。"所谓"未病"是与"已病"相对而言的，包含无病状态、病而未发、病而未传、瘥后未复几层含义。中医"治未病"的根本原则在于道法自然、平衡阴阳，通过预先采取措施，防止疾病的发生与发展。

对于每一个人来说，最理想的状态是不生病，而不是病后能享受一流的医疗服务，不管手术设备多么先进，最好一辈子都不需要用上。如果能使更多的人不生病、少生病，医疗费用支出就能大幅度减少，健康水平就能大大提高。我们不妨暂且把医学比喻为消防，消防的最高目标是为了防止火灾，而不是救火。如一旦发生火情，首要任务就是迅速灭火，把灾害控制到最小范围。同样道理，医学的最高境界是使人不生病，这就是"治未病"，就如"防火"，病一旦形成了就称为"已病"。"已病"的治疗也是十分重要的，就如"救火"，西医学在治疗"已病"方面有许多强项，现代的医院所针对的大多是"已病"。

中医学把使人不生病作为最高理想，强调养生调摄，正如《素问·上古天真论》说"夫上古圣人之教下也，皆谓之，虚邪贼风，避之有时，恬淡虚无，真气从之，精神内守，病安从来""故智者之养生也，必顺四时而适寒暑，和喜怒而安居处，节阴阳而调刚柔，如是则避邪不至，长生久视"。但是，人生活在自然界，每个人都必须遵循"生、长、壮、老、已"的规律。所以，任何人都不可能永远不生病，关键的问题是如何使病"成而不发"。例如，中风患者，其病理基础是阴虚、阳亢、风痰等为患，当这些病理基础形成之后，最好是使其不发作，因为中风不发作和发作后治疗的预后是大不相同的。其次，由于脏腑之间是密切联系的，当某一疾病发生之后，就可能影响到其他的脏腑，使病情变得更加复杂或严重，所以最好的办法是使之"发而不传"。例如，麻疹患者，应当辛凉透疹、清热养阴，使其疹出热退，邪从表而解，如果治疗或护理不当，就可能使麻毒遏肺，或者邪犯心包，出现疹出即没、气喘、高热、烦躁、神昏等症状。最后，当病情得到控制或痊愈后，还要防其复发。由此可见，"治未病"是一种先进的理念，贯穿于中医健康服务和临床实践的全过程，这也是"治未病"理论与现代预防医学的本质区别。

1996年世界卫生组织在《迎接21世纪挑战》报告中指出："21世纪的医学，不应继续以疾病为主要研究对象，而应以人类健康作为医学研究的主要方向。"20世纪末，全球医学界大讨论的最终结论是：最好的医学不是治好病的医学，而是使人不生病的医学。当今，医学发展的趋势已由"以治病为目的的对高科技的无限追求"转向"预防疾病与损伤，维持和提高健康水平"。

中医提倡"上工治未病"，意即高明的医生治的是"未病"，也就是使人不生病、生小病、迟生病、病后不传变、愈后不复发。传说魏文王问扁鹊说："你们家兄弟三人，都精于医术，到底哪一位最好呢？"扁鹊答："长兄最好，中兄次之，我最差。"文王再问："那么为什么你最出名呢？"扁鹊答："长兄治病，是治病于病情发作之前，由于一般人不知道他事先能铲除病因，所以他的名气无法传出去；中兄治病，是治病于病情初起时，一般人以为他只能治轻微的小病，所以他的名气只在本乡里；而我是治病于病情严重之时，一般人都看到我在经脉上扎针放血、在皮肤上敷药等大手术，所以认为我的医术高明，名气因此响遍全国。"

但是，直至今天，人们这种重"已病"轻"未病"的健康观念依然没有转变过来，这不得不引起我们的高度重视。只有真正实现从"治病"到"健人"，从"治已病"到"治未病"，才是回归医学本原。所以，用中医"治未病"理论来构建国人的健康理念将会是一种趋势。

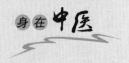

后　记

  中医自古有"登堂、入室"之说，从我开始学习中医起，我就知道，此生便是"中医人"了。既然身在中医，至少要知道什么是中医，因为只有了解中医，才能爱中医。医生如此，非医生也是如此。我之所以把这本小册子叫做《身在中医》，是因为我现在还只够这一点水平。毛主席说："人贵有自知之明！"当然，我也非常希望有一天还能写一本《心在中医》。

  因为我想写中医是什么，所以，从我写第一个字开始，就不停地请教人家。茶余饭后，每当有人提起"中医"，我都会竖起耳朵认真地听，并且记在心里！究竟中医是什么？老百姓说："中医就是祖传的或者是中医学院毕业的会开草药、扎针灸的医生。"老师说："中医就是每天背着书包到教室去听中医课的学生。"院长说："中医就是写病历、写文章会引用几句《内经》《伤寒论》原文的医生。"专家说："中医就是搞科研能沾上几个草药名的学者。"有人说："中医就是……"

  我尽量用非中医的语言去写一本父老乡亲们都看得明白的有关中医的书，之所以写得如此"草根"，一是因为自己的水平有限，写不出有点文采的东西；更主要的原因是现在有关中医的书实在太多，不管是理论性或系统性我都无以复加。我寻思着，不管怎么努力也写不出更有水平的文章了。书是写出来了，但自己还是不放心，这并不是因为连这点起码的自信都没有，而是因为"懂中医"的人实在太多。我知道，看了这本小册子，有人可能会说"学了30年就学成这样"？的确不应该！可我又实在想不起还有什么比这更通俗的语言了。

　　不管怎样，我还是一个字、一个字地写了。写着……写着……自己觉得很困了，不知不觉进入了梦乡。一觉醒来，看见昨夜风雨过后地上凋零的花瓣，难免有几分伤感……顺手摸一下自己的脉搏，依然是"有胃""有神""有根"！轻轻闭上双眼，依稀想起昨夜梦中见到了一位白发苍苍的老人，他问我："你认识我吗？"我想了想，点点头："认识，您是我的祖先！"

　　老人笑了……我也笑了……